AF464263

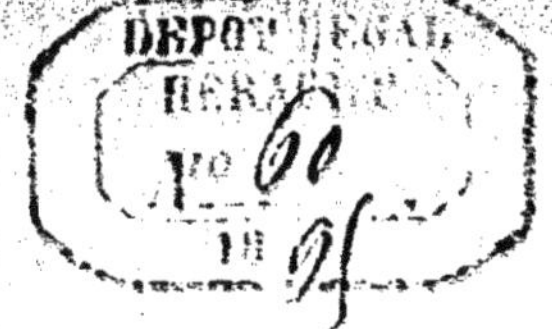
DÉPOT LÉGAL
HÉRAULT
N° 60
1895

260

Docteur H. SALVY

DE

L'HYSTÉRECTOMIE VAGINALE

MONTPELLIER
IMPRIMERIE CENTRALE DU MIDI
(HAMELIN FRÈRES)

1895

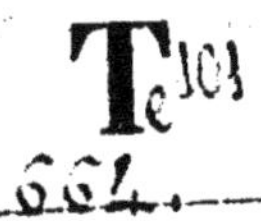
Te 103
661

DE

L'HYSTÉRECTOMIE VAGINALE

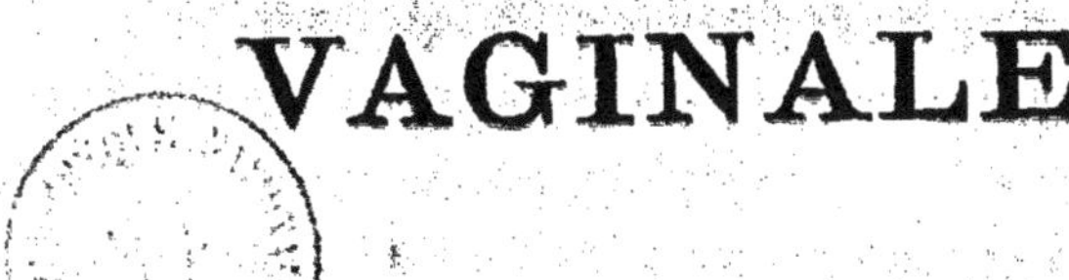

PAR

Hippolyte SALVY

DOCTEUR EN MÉDECINE

Médaille du Ministre du Commerce (Choléra de 1885)
Médaille de la Croix-Rouge française (Société de secours aux blessés militaires 1886).

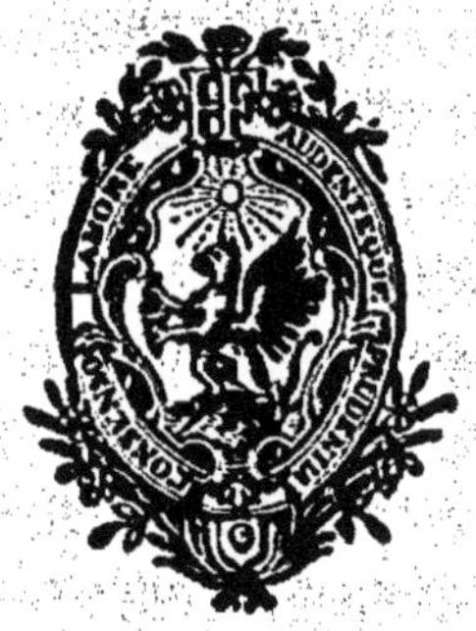

MONTPELLIER
IMPRIMERIE CENTRALE DU MIDI
(HAMELIN FRÈRES)

1895

Te 101
664

PERSONNEL DE LA FACULTÉ

MM. MAIRET.................. DOYEN
CARRIEU.................. ASSESSEUR

PROFESSEURS

Clinique chirurgicale.............................. MM. DUBRUEIL (✱).
Id. SERRE (Ch. du c.)
Hygiène.. BERTIN-SANS.
Clinique médicale.................................... GRASSET (✱).
Clinique chirurgicale................................ TEDENAT.
Clinique obstétricale et gynécologie .... GRYNFELTT.
Anatomie pathologique................................ KIENER (✱).
Thérapeutique et matière médicale.................... HAMELIN (✱).
Anatomie... PAULET (O.✱ ✱).
Id. GILIS (Ch. du c.)
Clinique médicale.................................... CARRIEU.
Clinique des maladies mentales et nerveuses.......... MAIRET.
Physique médicale.................................... IMBERT.
Botanique et histoire naturelle médicale .... GRANEL.
Opérations et appareils.............................. FORGUE.
Clinique ophtalmologique............................. TRUC.
Chimie médicale et pharmacie......................... VILLE.
Physiologie.. HEDON.
Histologie... VIALLETON.
Pathologie interne................................... N....
Id. RAUZIER (Ch. du c.)
Médecine légale et toxicologie .... N....
Id. DUCAMP (Ch. du c.)

PROFESSEUR HONORAIRE: M. JAUMES.

CHARGÉS DE COURS COMPLÉMENTAIRES

Clinique annexe des maladies des enfants. MM. BAUMEL, agrégé.
Accouchements .... GERBAUD, agrégé.
Clinique ann. des mal. syphil. et cutanées.. BROUSSE, agrégé.
Clinique annexe des maladies des vieillards. SARDA, agrégé.
Pathologie externe........................ ESTOR, agrégé.
Histologie................................ DUCAMP, agrégé.

AGRÉGÉS EN EXERCICE:

MM. SERRE	MM. BROUSSE	MM. DUCAMP
BAUMEL	SARDA	RAUZIER
GERBAUD	ESTOR	LAPEYRE
GILIS	LECERCLE	MOITESSIER

MM. H. GOT, *secrétaire.*
F.-J. BLAISE, *secrétaire honoraire,*

EXAMINATEURS DE LA THÈSE:

MM. TÉDENAT, *président.*
GRYNFELTT.
ESTOR.
LAPEYRE.

La Faculté de médecine de Montpellier déclare que les opinions émises dans les Dissertations qui lui sont présentées doivent être considérées comme propres à leur auteur; qu'elle n'entend leur donner ni approbation, ni improbation.

A LA MÉMOIRE DE MES PARENTS

A MA FAMILLE

A MES AMIS

H. SALVY.

A MON PRÉSIDENT DE THÈSE

MONSIEUR LE PROFESSEUR TÉDENAT

H. SALVY.

PREFACE

L'idée de cette thèse nous est venue en assistant aux brillantes opérations d'hystérectomie vaginale faites, soit en ville, soit à l'hôpital de la Conception, par notre excellent maître M. Poucel, chirurgien en chef des hôpitaux de Marseille. Cet éminent praticien nous a toujours honoré de sa confiance et de son amitié; il connaît nos sentiments de profond et sincère attachement, mais nous attendions avec impatience et saisissons avec empressement l'occasion qui nous est offerte de lui témoigner publiquement toute notre reconnaissance.

Nous aurions voulu que ce travail, qu'il a inspiré et que nous lui offrons respectueusement, fût moins imparfait et par conséquent plus digne de lui ; mais nous n'aurons qu'à faire appel à son indulgence et nous sommes sûrs qu'il ne voudra voir dans notre œuvre que les efforts tentés pour mériter toujours son estime et cette amitié précieuse dont nous sommes particulièrement fier. Pour terminer, nous lui dirons poétiquement :

Si je ne consultais que votre modestie,
Vous n'accepteriez pas que je vous glorifie;
Mais vous ne pourrez empêcher,
L'aubépine d'avoir, en avril, des fleurs blanches,
Le rossignol, en mai, de chanter dans les branches,
Ma gratitude d'éclater.

Nous joindrons au nom de M. Poucel celui de M. Flavard, chirurgien consultant des hôpitaux de Marseille. Unis d'une étroite amitié et tous deux très compétents dans les questions chirurgicales, ils se prêtent un mutuel concours dans la plupart des opérations qui nécessitent une sûreté d'exécution impeccable. M. Flavard a été notre premier maître; nous sommes heureux de nous inspirer souvent de ses sages et savants conseils.

A côté des deux chirurgiens d'élite auxquels nous venons de rendre hommage, nous placerons sur le même rang, dans le domaine médical, M. le professeur Boinet, agrégé des Facultés de médecine. En suivant ses cliniques, nous avons été charmé par la clarté de son exposition et la sûreté de son diagnostic. Ses leçons nous ont été d'une grande utilité. L'aménité de son caractère a mis le comble à la mesure en faisant de nous un des élèves les plus reconnaissants et les plus dévoués de ce savant professeur.

M. le professeur Nepveu nous a initié aux mystères de l'anatomie pathologique. Nous ne savons ce qu'il faut le plus admirer chez lui, de la connaissance approfondie du microscope ou de l'accueil si bienveillant qu'il nous a fait. Nous le remercions bien sincèrement.

M. le docteur Amalbert, l'homme au cœur sincère par excellence, nous a toujours donné des marques du plus vif intérêt. Ce serait commettre un acte d'ingratitude d'oublier de lui dire combien nous tenons à son amitié.

M. le docteur Esmieu a guidé nos premiers pas dans la partie clinique où il excelle; nous nous souvenons de la vigoureuse impulsion qu'il a donné à nos études médicales et nous sommes heureux de le compter parmi nos meilleurs amis.

Une amitié de longue date nous unit à M. Louge, chirurgien des hôpitaux de Marseille. Nous faisons souvent appel à sa profonde érudition et nous nous trouvons bien des fois côte à côte, réunis par l'amitié de notre maître M. Poucel. Avec pareil ciment les cœurs ne se désunissent jamais.

Quand nous étions professeur de l'enseignement secondaire dans un des établissements les plus plus renommés de Marseille (École Salvien), nous avons appris à M. C. Juge, actuellement interne de M. Poucel, l'art aujourd'hui un peu démodé de faire les vers latins; il nous a enseigné l'art plus pratique de la dissection et de la médecine opératoire, où nous croyons pouvoir dire qu'il n'a pas de rival. Il n'est rien comme la culture commune de la littérature classique et de la partie brillante de la chirurgie pour unir à jamais deux cœurs animés d'une reconnaissance réciproque. Nous sommes sûrs de bien diagnostiquer en lui prédisant un bel avenir que nous lui souhaitons bien sincèrement.

M. le professeur Tédenat a bien voulu accepter la présidence de notre thèse. Nous savons tout le prix qu'il faut attacher à cet honneur.

INTRODUCTION

Nous n'avons pas ici l'intention de traiter de l'hystérectomie vaginale dans son ensemble, ni de discuter la valeur comparative de cette opération avec la laparotomie pour les lésions doubles suppurées ou non des annexes. Toutes ces questions ont été traitées maintes et maintes fois, chaque chirurgien apportant à la discussion des arguments pour ou contre, selon son tempérament.

Notre unique but est de faire connaître les idées propres à M. Poucel et de décrire sa manière de concevoir et d'exécuter cette opération.

Nous ferons précéder les divers chapitres d'un historique très succinct.

On a dit en politique que la fin justifiait les moyens; nous croyons que c'est surtout à la chirurgie qu'il faudrait appliquer plus loyalement cette maxime gouvernementale.

Sans doute le chirurgien a bien souvent à surmonter des difficultés qui surgissent inopinément; mais s'il possède, avec le sang-froid, ce coup d'œil inspiré qui lui fait modifier son procédé opératoire selon les circonstances, et s'il sait s'entourer de tous les éléments qui concourent à la réussite; s'il possède surtout le *doigté* de ses instruments, le chirurgien, disons-nous, ne comptera que des succès.

Le public, qui ne juge que par ce qu'il voit, va répétant tous les jours, et cela avec juste raison, que la chirurgie fait des progrès. Conséquemment, pour justifier la bonne réputation qu'on fait à son art, le chirurgien, avant d'entreprendre toute opération en général et une hystérectomie vaginale en particulier, doit se préoccuper :

I. — *Des indications et contre-indications.* — Ce chapitre sera très écourté ; nous ne signalerons que quelques cas particuliers sur lesquels la conviction du maître est inébranlable. On trouvera détaillées, dans des ouvrages spéciaux, les indications et contre-indications de l'hystérectomie vaginale. D'ailleurs, les avis sont partagés, des questions sont à l'ordre du jour et chaque chirurgien doit s'inspirer de son savoir et de sa conscience.

II. — *De l'opportunité opératoire.* — Chaque chirurgien doit pouvoir fixer mathématiquement le jour le plus propice pour une opération, en pesant toutes les considérations qui l'incitent à la retarder ou à l'avancer. Nous aurions voulu ce chapitre plus étendu, mais nous restons fidèle à notre plan, qui est de signaler plutôt que de traiter à fond des questions trop ardues.

III. — *De l'anesthésie.* — Nous ne parlons de l'anesthésie que pour faire connaître la méthode des injections de cognac dilué, méthode à laquelle M. Poucel croit devoir attribuer l'absence de tout accident chloroformique.

IV. — *De l'antisepsie et de tout ce qui se fait avant, pendant et après l'opération.* — L'antisepsie a une importance capitale, et nous croyons que toute faute commise contre les règles qu'elle prescrit peut avoir des conséquences désastreuses ; aussi avons-nous jugé à propos d'entrer dans les détails les plus minutieux.

C'est dans ce chapitre (pendant l'opération) que nous faisons entrer brièvement le procédé opératoire de M. Poucel.

V. — *Des accidents opératoires.* — Nous signalons ici plutôt ceux qui peuvent survenir que ceux que nous avons constatés, car, fort heureusement, ces accidents sont fort rares dans la pratique de M. Poucel.

VI. — *Des suites de l'opération.* — Celles-ci, immédiates ou médiates, sont très intéressantes pour le chirurgien et lui permettent d'apprécier et de modifier au besoin certaines règles de conduite susceptibles de perfectionnement.

Cette division peut paraître artificielle, mais nous l'avons adoptée, parce qu'elle nous permet de présenter plus méthodiquement, et par conséquent plus clairement, les différents points de la question, telle du moins que nous l'avons conçue.

Nous terminerons notre travail par des observations, malheureusement trop peu nombreuses, le temps nous ayant fait défaut pour suivre ou pour retrouver toutes les hystérectomisées dont la plupart ont leur domicile hors de notre portée. Nous nous sommes attaché aux cas les plus probants. Sur le compte des autres, nous recevons souvent par hasard, du moins pour le plus grand nombre, des nouvelles très satisfaisantes.

DE

L'HYSTÉRECTOMIE VAGINALE

HISTORIQUE

Il est d'un grand intérêt de connaître les divers âges d'une opération qui fut dès le principe fortement attaquée et rejetée par les plus célèbres opérateurs, mais qui a fini par triompher de toutes les oppositions au point de devenir d'une pratique journalière, grâce aux indications nettement définies et grâce aussi à l'antisepsie et aux progrès du manuel opératoire.

C'est pourquoi, si nous n'avons pas l'intention de donner à cette partie de notre travail tout le développement qu'il comporterait, d'autres l'ayant fait savamment (1), nous jugeons toutefois utile d'indiquer à grands traits les étapes successives de l'hystérectomie vaginale.

(1) Laurent Secheyron, *Traité d'hystérotomie et d'hystérectomie par la voie vaginale* (Octave Doin. Paris, 1889).

Gustave Richelot, *L'hystérectomie vaginale* (Octave Doin, Paris, 1894).

Émile Baudron, *De l'hystérectomie vaginale* (Société d'éditions scientifiques. Paris, 1894).

En 1829, l'illustre Récamier détermine, d'une façon nette et précise, dans ce qu'il a d'essentiel, le procédé opératoire pour l'extirpation totale de l'utérus par le vagin.

Quatre mois après, Roux fait deux fois l'hystérectomie ; il a deux insuccès.

La même année, Gendrin essaie un nouveau procédé sur le cadavre ; Taral préconise une nouvelle méthode.

L'année suivante, en 1830, Delpech, dit-on, extirpe par la voie vaginale un utérus cancéreux (1).

Gloire à ces chirurgiens français qui, sans moyens anesthésiques et antiseptiques, osaient concevoir une opération si brillante et si utile, laquelle porterait leur nom s'ils avaient eu les ressources dont nous disposons aujourd'hui, grâce aux belles découvertes de Pasteur !

De 1830 à 1882, l'hystérectomie vaginale est jugée sévèrement ; les grands chirurgiens de ce demi-siècle la proscrivent. Parmi ces contempteurs citons Duparcque, Lisfranc, Boyer, Velpeau, Marjolin, Sédillot, Aran, Nélaton, A. Guérin.

Malgré certains succès que cette opération donnait depuis 1878 en Allemagne, en Suisse, en Angleterre et en Italie, la chirurgie française restait récalcitrante ou plutôt oublieuse.

Enfin, en France, l'hystérectomie vaginale est remise en honneur en 1882 par Péan, au point qu'elle mérite de porter le nom de ce grand chirurgien ; mais elle devait surmonter beaucoup d'obstacles et triompher de beaucoup d'oppositions avant d'être définitivement adoptée.

En octobre 1888, à la Société de chirurgie, Verneuil s'élève vigoureusement contre l'opération nouvelle, préconisant l'amputation sous-vaginale comme offrant le moins de dangers et

(1) Alfred Gomet, Thèse de Paris, 1886.

donnant une survie respectable dans le traitement du cancer de l'utérus (1).

Kirmisson, Polaillon, Marchand, Monod, Berger apportent des statistiques décourageantes et l'hystérectomie vaginale subit un temps d'arrêt.

Bouilly, Terrier et Richelot avaient, eux aussi, une statistique à résultat mauvais, mais ce dernier, partisan de l'opération, osa dire à ses adversaires qui à ce moment paraissaient avoir la partie trop belle : « Je prie ceux de mes collègues qui se sont réservés plus que moi de considérer que leur expérience vient un peu de ce que d'autres se sont compromis à leur place. »

Cependant il y avait quelques résultats heureux, eu égard à une période où les indications étaient mal déterminées et la mortalité par fautes opératoires assez élevée.

Avec l'année 1891, nous entrons dans une phase nouvelle. Segond fait sa communication à la Société de chirurgie, 25 février 1891 : « De l'hystérectomie vaginale dans le traitement des suppurations péri-utérines. » Jusques-là, ces suppurations étaient justiciables de la laparotomie. Segond conseillait de les attaquer par la voie vaginale en supprimant d'abord l'utérus, c'est-à-dire en faisant au sein des lésions un vaste débridement qui permettait d'enlever ou tout au moins d'ouvrir largement les cavités purulentes, d'en assurer le drainage et le retrait rapide. Mais sa communication contenait aussi des exemples de lésions non suppurées, et l'auteur en somme, ne tendait à rien moins qu'à substituer la castration utérine à la laparotomie dans tous les cas de lésions bilatérales des trompes et des ovaires, justiciables d'une opération (2).

(1) Verneuil, *De l'amputation partielle du col dans le traitement du cancer de l'utérus* (*Bull. de la Soc. de chir.*, 1888, p. 717).

(2) Richelot, *L'hystérectomie vaginale contre le cancer de l'utérus et les affections non cancéreuses* (Paris, Octave Doin, 1894, p. 53).

Segond défend éloquemment sa méthode au premier Congrès international de gynécologie et d'obstétrique tenu à Bruxelles, le 13 septembre 1892, et entraîne la conviction de la plupart des chirurgiens. Depuis, l'hystérectomie vaginale gagne tous les jours de nouveaux partisans.

Ici, nous devons dire qu'à Marseille, M. Poucel, chirurgien des hôpitaux, devait être le premier à pratiquer l'hystérectomie vaginale. Nous allons faire connaître, statistique en mains, à quels merveilleux résultats devait arriver cet habile opérateur. Nous ajouterons en guise de réflexion cette vérité en apparence banale, mais pourtant judicieuse en l'espèce, que l'hystérectomie vaginale, plus que toute autre opération, demande un chirurgien qui sache la pratiquer.

STATISTIQUE

Depuis l'année 1892, M. Poucel a fait 105 opérations d'hystérectomie vaginale, qui se décomposent ainsi :

		Guérisons	Décès
33	Salpingo-ovarites simples	33	»
26	Métrites cancéreuses	25	1
24	Salpingites suppurées bilatérales (dont 4 avec cellulite pelvienne)	23	1
14	Fibromes utérins	13	1
1	Fibrome utérin avec gros kyste intra-ligamentaire	1	»
2	Métrites hémorragiques	2	»
5	Hématocèles avec lésions salpingiennes .	5	»
		102	3

Les causes des 3 décès relatés sont les suivantes :

Une opérée est morte par infection le sixième jour.

La seconde, par perforation intestinale, par suite d'adhérences d'une poche salpingienne à l'intestin grêle.

La troisième, par hémophilie le huitième jour. A chaque pansement il y avait du sang en nappe et même des caillots.

I

De quelques indications et contre-indications

INFECTIONS PUERPÉRALES. — Baudron dit que, en règle générale, il ne faut jamais recourir à l'hystérectomie vaginale dans les infections puerpérales récentes et lui préférer le drainage des collections purulentes, soit par le vagin, soit par la voie sus-pubienne.

Car la friabilité de l'utérus, constituant une des complications les plus sérieuses de l'hystérectomie vaginale, acquiert son plus haut degré immédiatement après les couches. Elle s'étend à tous les tissus pelviens qui se déchirent et s'écrasent, à l'envi, sous les pinces. L'hystérectomie devient alors une opération horriblement difficile et dangereuse; elle ne s'achève guère qu'au prix de déchirures viscérales graves et son pronostic est des plus sombres (1). »

PROLAPSUS UTÉRIN. — RECTOCÈLE. — CYSTOCÈLE. — L'hystérectomie vaginale ne guérit pas le prolapsus utérin.

C'était l'opinion de M. Poucel, lorsqu'un fait lui en fournit la démonstration. Une femme, entrée dans son service avec un néoplasme commençant du col, était atteinte en même temps de rectocèle et de cystocèle vaginales. Il pratiqua l'hystérectomie vaginale dans l'espoir d'assurer une survie à la malade. Après guérison, il put s'assurer de l'existence du prolapsus vaginal qui ne fut guéri ultérieurement que par

(1) Baudron, *De l'hystérectomie vaginale* (Th. de Paris, 1894).

une colpo-périnéorrhaphie. Cette manière de voir est d'ailleurs conforme à celle de plusieurs grands chirurgiens, entre autres de Bouilly et de Richelot qui dit :

« L'extirpation que j'ai faite pour une procidence totale m'a démontré ce que je n'ignorais pas, à savoir la facilité relative et la bénignité extrême de l'opération dans les cas de ce genre ; en second lieu, la possibilité d'une chute secondaire des parois vaginales après l'extirpation, et par suite l'obligation de considérer celle-ci comme une opération préliminaire (1). Et plus loin, il complète en disant : « Si la chute est simple, si l'utérus est petit, si l'exubérance et la flaccidité des parois ne sont pas extrêmes, la colporraphie bien faite est le traitement par excellence. Si le relâchement excessif des tissus rend douteux le succès de l'anaplastie vaginale, si l'utérus est gros, si l'hypertrophie du col donne à penser que le volume et le poids de l'organe pourront nuire à la réunion ou favoriser la récidive, on peut, l'anaplastie restant la base du traitement, recourir à des moyens auxiliaires.

Cancer. — Les signes cliniques du cancer utérin, de celui du col et encore plus de celui du corps, sont plus souvent qu'on ne croit difficiles à diagnostiquer ; les douleurs à la face interne des cuisses, l'induration, les métrorrhagies, les pertes fétides, ne sont pas des signes pathognomoniques même lorsqu'ils sont réunis. Tout cela peut être produit par une métrite cervicale ulcéreuse, mais cette affection n'est pas du cancer, bien qu'elle le prépare plus ou moins rapidement. C'est dans ces cas que l'hystérectomie hâtive donnera des résultats merveilleux. Les malades, quelquefois prématurément cachectisées autant par la souffrance physique que par la souffrance morale, reviennent à la santé avec une surprenante rapidité, et nous en comptons

(1) Richelot, *De l'hystérectomie vaginale*, p. 49.

trois qui, opérées au commencement de 1893, jouissent actuellement de la santé la plus florissante.

Dans le cancer proprement dit, une des plus grandes difficultés opératoires provient de l'envahissement des annexes, du peu de cohésion du tissu utérin qui fait que parfois le col se sépare du corps de l'organe, mais une question doit se poser préalablement :

De telles malades retireront-elles un bénéfice de l'intervention ?

L'expérience semble devoir donner dans ce cas la supériorité au curettage, suivi de fortes cautérisations au fer rouge.

A la Société de chirurgie, en octobre 1891, Richelot donne le résultat de vingt-huit hystérectomies vaginales pour cancer. Il démontre que les chiffres qu'il rapporte ne sont pas décourageants, puisque : 1° les malades ne meurent pas ; 2° que l'évolution de leur cancer n'est pas accélérée ; 3° que la survie qu'on leur donne n'est pas un leurre, puisqu'il y a des malades qui n'ont été reprises qu'après dix-huit mois, deux ans et trois mois, cinq ans et demi, et des femmes guéries depuis un, deux, trois, quatre, six et sept ans. Donc, elles ont tout à gagner, rien à perdre, et le service qu'on rend à quelques-unes est considérable (1).

Il ajoute : Ou il faut renoncer à la chirurgie du cancer, ou nous devons, ici comme ailleurs, à travers les insuccès et les déboires inévitables, poursuivre les cas heureux qui peuvent nous consoler des autres.

Il est probable que les longues survies dont parle Richelot sont attribuables à des épithéliomas, plutôt qu'à des cancers proprement dits.

(1) Richelot, *L'hystérectomie vaginale*, p. 40.

Métrites hémorragiques. — Le curettage, le perchlorure de fer appliqué à l'aide d'un pinceau rude dans la cavité utérine, le fer rouge sous forme d'ignipuncture pénétrante, selon le procédé de Chéron, tout cela combiné à l'ergotine, ou encore mieux aux piqûres d'ergotinine (1/2 et même 1 seringue matin et soir de la solution Tanret), l'hydrothérapie elle-même réussissent ordinairement à guérir les métrites hémorragiques ; mais si tous ces moyens échouaient et si les hémorragies étaient assez abondantes pour mettre la vie en péril, on serait autorisé, croyons-nous, à recourir à l'hystérectomie.

Deux malades du service de M. Poucel ont été dans ce cas et n'ont été guéries radicalement, et je dirai même très rapidement, que par cette dernière intervention, toutes les autres méthodes rationnelles de traitement, employées par divers médecins, ayant échoué.

Fibromes. — Pour les fibromes, la conduite de M. Poucel est la suivante :

Ne jamais opérer immédiatement et essayer au préalable un traitement qui lui a réussi bien souvent et qui consiste à administrer trois fois par jour une cuillerée à potage de la solution suivante :

Iodure de potassium	10	grammes
Bromure d'ammonium.	5	—
Eau distillée	250	—

Cette solution doit être prise pendant des mois et même des années.

S'il y a intolérance de l'estomac, la solution est administrée en lavements et à dose double. Par l'emploi de cette médication, M. Poucel a vu cesser des hémorragies abondantes et répétées, et survenir des améliorations qui ont permis de surseoir à tout jamais à l'opération. Aussi s'est-il fait l'ardent défenseur de cette méthode qui lui a donné des résultats bien supérieurs à ceux de l'ergotine, de la sabine, de la compression élastique, du massage utérin, des eaux de Salies de Béarn, de Balaruc, et même, il faut l'avouer, de l'électricité.

Lorsque cette médication a été sans effet, ce qui peut être contrôlé après deux ou trois mois de traitement, et que l'évolution du fibrome continue, alors la conduite de M. Poucel varie suivant que l'on a affaire à des fibromes à évolution abdominale ou à évolution pelvienne.

Dans le premier cas, sauf si le fibrome est de petit volume, c'est à la laparatomie que M. Poucel préfère recourir. Si le fibrome est volumineux (tête d'enfant), M. Poucel préfère la laparotomie. Dans le cas contraire, l'hystérectomie vaginale peut être pratiquée avec avantage, et c'est dans ce cas surtout que l'hémisection antérieure rend de réels services.

Si le fibrome est à évolution pelvienne, il faut encore distinguer deux cas : ou bien il proémine vers la cavité utérine et dilate le col, et alors il peut être extirpé par morcellement ; ou bien il évolue vers les ligaments. Ce cas, on le sait, est particulièrement épineux, et on peut dire que, selon le degré d'enclavement ou de mobilité, il sera préférable de l'attaquer par l'une ou l'autre voie. Si les fibromes sont multiples et si l'on peut constater qu'ils sont disséminés dans l'épaisseur du ligament large, la laparotomie devra être préférée, car dans un cas semblable, qui a été heureusement couronné de succès, l'application des pinces à forcipressure fut rendue extrêmement difficile.

Dégénérescence micro-kystique de l'ovaire. — Il est une lésion relativement fréquente et embarrassante pour le chirurgien, à cause de sa bénignité d'une part, et d'autre part de la gravité de l'intervention nécessaire à sa guérison, c'est la dégénérescence micro-kystique de l'ovaire. Elle provoque des douleurs intenses et toujours croissantes. D'unilatérale qu'elle est souvent au début, elle ne tarde pas à devenir bilatérale.

Une opération rationnelle dans ce cas, mais qui n'a pas été tentée, que nous sachions, consisterait à ouvrir le cul-de-sac, à attirer l'ovaire malade et à en faire l'excision après avoir placé une pince à pédicule. Ce qui a toujours arrêté M. Poucel dans l'exécution de cette opération relativement simple, c'est la crainte d'infecter le péritoine, car le curettage utérin préalable, quel que soit le soin avec lequel il pourrait être fait, ne donne pas une sécurité suffisante d'asepsie. M. Poucel croit donc que dans ces cas la laparotomie devra être préférée. Mais si les deux ovaires sont pris, ce qui est le cas le plus commun dans les dégénérescences micro-kystiques, la voie vaginale est indiquée.

C'est lorsqu'on opère ce genre de lésions qu'on obtient des guérisons rapides et parfaites.

II

Opportunité opératoire

L'hystérectomie étant décidée et les motifs de l'intervention ayant été jugés suffisants, à quel moment peut-on et doit-on intervenir ?

Nous allons passer rapidement en revue les principaux états et donner notre avis motivé sur l'opportunité opératoire de chacun d'eux. Mais avant d'entrer dans le détail, posons d'abord comme principe, que si le mauvais état général est une conséquence de la lésion elle-même, aucune hésitation ne doit arrêter l'opérateur ; différer serait diminuer d'autant les chances de succès. Si l'état général tient à une maladie aiguë intercurrente, il est de toute évidence qu'il faut attendre la disparition de tous les phénomènes de la maladie et relever les forces de la malade avant d'opérer.

Scrofule, tuberculose. — La scrofule et la tuberculose commençante ne sont pas une contre-indication à l'hystérectomie vaginale, « car il est à remarquer, dit Terrier (1), que ce sont les plaies superficielles, n'intéressant que la peau qui, chez ces malades, ont une marche différente de l'évolution normale. Les plaies profondes, au contraire, évoluent simplement et d'une façon en quelque sorte physiologique. »

On a soutenu, et surtout le professeur Verneuil, que l'intervention chirurgicale pouvait provoquer une accélération

(1) Terrier, *Éléments de pathologie générale chirurgicale* (Paris, Félix Alcan, éditeur, 1885, p. 28, 29 et 32).

dans la marche de la tuberculose déjà commençante, peut-être même en déterminer le développement, en particulier sous forme de méningite. Cette opinion n'a pas encore été généralement acceptée, et, quand l'état général de la malade n'est pas trop compromis, l'opération reste indiquée.

Plus loin, Terrier dit : « Quant aux faits de tuberculoses d'origine opératoire se manifestant sur un organe éloigné du siège de la lésion primitive, ils sont rares et d'une interprétation équivoque. Dans ces cas, les sujets étaient probablement menacés à bref délai de tuberculisation plus ou moins rapide, et l'opération n'a que provoqué l'éclosion des tubercules en ébranlant une économie déjà fort compromise. »

Syphilis. — Que l'on considère la syphilis comme une diathèse, ce qui s'applique à la syphilis congénitale, ou comme une intoxication, ce qui convient mieux à la syphilis acquise, nous estimons que toute femme qui doit être hystérectomisée subira au préalable un traitement spécifique avant et après l'opération, afin d'éviter les hémorragies secondaires et les névralgies rebelles, soit précoces, soit tardives, qui ont été signalées par Verneuil (1).

Paludisme. — Nous croyons que l'hystérectomie vaginale, chez les femmes en puissance d'intoxication paludéenne, pourrait provoquer des accidents, soit locaux : douleurs et hémorragies ; soit généraux : fièvre intermittente simple, fièvre rémittente, ou même fièvre pernicieuse. A la période de cachexie pourrait survenir l'apparition d'accidents fébriles généraux graves (érysipèle, gangrène, septicémie, pyohémie), et cela malgré l'antisepsie la plus rigoureuse. C'est pourquoi

(1) Verneuil, *Des névralgies traum. secondaires précoces* (*Arch. gén. de méd.*, 1874, vol. II, p. 523 et 679).

il est indiqué de donner, avant et après l'opération, de la quinine à haute dose, de la strychnine et de l'arsenic.

MORPHINISME. — Nous savons que chez les morphinisées la chloroformisation est périlleuse et qu'elles résistent beaucoup à l'action de cet anesthésique.

De plus, le morphinisme peut être compliqué de lésions viscérales, d'albuminurie, de diabète, et produire cet état pathologique complexe qu'on appelle la cachexie. Nous croyons que, même dans cet état, l'hystérectomie peut être tentée, à la condition toutefois de ne pas ménager les injections de morphine après l'opération et de n'arriver que lentement à une diminution progressive de ce médicament.

DIABÈTE. — « Si l'on veut éviter de graves mécomptes, dit Terrier(1), il convient d'examiner les urines de toutes les malades qu'on se propose d'opérer. La plus petite plaie peut être une cause suffisante de mort : une piqûre d'aiguille, la section d'un cor, l'ablation d'un petit cancroïde de la face, pourront être suivies d'érysipèle phlegmoneux, de gangrène et de mort rapide. L'application d'un appareil, même peu serré, suffira pour produire de la gangrène dans les points où la peau sera légèrement contuse, et par suite, des accidents mortels. A plus forte raison, les grandes opérations, extirpations de tumeurs, etc. »

Nous estimons donc que le diabète pourra être une contre-indication, au moins temporaire, à l'hystérectomie vaginale ; il faudra obtenir par un traitement préalable et méthodique une diminution notable du sucre.

Toutefois, nous devons signaler des faits que M. Poucel a souvent observés dans sa longue pratique et sur lesquels la

Terrier, *Éléments de pathologie générale chirurgicale*, p. 52 et 53.

science n'a pas encore donné d'explication, à savoir : que certains diabétiques résistent fort bien aux grandes opérations, tandis que d'autres, malgré les soins antiseptiques les plus minutieux, succombent au moindre traumatisme chirurgical.

M. Poucel a pratiqué avec plein succès une amputation de jambe chez un diabétique ayant 45 grammes de sucre et des artères athéromateuses. Une malade qui lui fut adressée par le docteur Gamel et chez laquelle il pratiqua l'hystérectomie par la voie abdominale, pour gros fibrome, guérit également malgré 5 grammes de sucre.

Il existe donc deux catégories de diabétiques qui se comportent à l'égard du traumatisme d'une façon absolument contraire, et cela sans que l'analyse des urines, même la plus minutieuse autant au point de vue du sucre que de celle des déchets azotés, puisse en révéler le secret.

Les uns se comportent comme des malades ordinaires, les autres offrent un terrain exceptionnellement disposé à la pullulation des staphylocoques, des streptocoques, etc., et cela sans qu'on puisse invoquer la moindre faute contre l'antisepsie.

Albuminurie. — C'est le point le plus délicat et le plus difficile à traiter touchant l'opportunité opératoire. Nous laisserons parler Terrier : « Dès que l'albuminurie existe, dit-il, les traumatismes l'augmentent. Le fait est bien connu pour les traumatismes qui portent sur les voies urinaires.

» Le professeur F. Guyon fait remarquer que rien que l'acte de vider la vessie, trop longtemps distendue par l'urine, peut suffire pour provoquer des phénomènes très graves chez les brightiques.

» Les affections rénales rendent d'autant plus sombre le pronostic des lésions chirurgicales qu'elles sont elles-mêmes plus graves et apportent un plus grand obstacle à la fonction urinaire. La néphrite parenchymateuse et l'altération amyloïde sont plus redoutables que la sclérose ; l'hydronéphrose double est bien plus grave que l'hydronéphrose simple, qui constitue cependant un danger sérieux.

» Lors d'opération urgente, quand on constate l'albuminurie, il y a lieu de redoubler de précautions antiseptiques. Si une opération peut être différée, si même elle peut être évitée, il vaut mieux s'en abstenir ; cependant, lorsqu'un traitement convenable donne une amélioration de quelque durée, l'opération pourra être tentée, quoique étant d'un pronostic plus grave (1). »

Nous nous rangeons complètement à cet avis pour ce qui concerne l'hystérectomie vaginale.

Nous dirons incidemment que, si la malade était en possession d'un calcul urinaire, il faudrait procéder à l'enlèvement de celui-ci avant de songer à l'hystérectomie, et bien se garder surtout d'une erreur de diagnostic en confondant la douleur vésicale avec la douleur utéro-ovarienne.

HÉMOPHILIE. — Pour ce qui concerne les altérations du sang, nous ne parlerons que de l'hémophilie, comme se rapportant plus directement à notre sujet.

Chez les hémophiles, on a à redouter les hémorragies primitives et les hémorragies secondaires ; ces dernières sont fréquentes et souvent plus redoutables que les hémorragies primitives. Elles peuvent survenir alors que la cicatrisation est presque terminée et qu'on se croit à l'abri de tout accident.

Conséquemment, l'hémophilie est une contre-indication momentanée de l'hystérectomie vaginale. A moins d'urgence absolue, on préparera la malade à subir le choc opératoire,

(1) Terrier, *Éléments de pathologie générale chirurgicale*, p. 40 et 41.

par des injections d'ergotine, de sérum artificiel (peut-être le sérum animal serait-il préférable). On administrera pendant un certain temps la limonade sulfurique (eau de Rabel, 6 grammes pour 1 litre d'eau distillée) dont nous avons expérimenté maintes fois les excellents résultats.

Maladies des poumons. — La bronchite, la grippe, même légères, pouvant amener des efforts de toux fort nuisibles, demandent à différer l'opération.

Maladies du cœur. — Le plus grand nombre des lésions valvulaires reconnaît pour cause la diathèse rhumatismale, mais nous ne croyons pas que des lésions chroniques soient une contre-indication de l'hystérectomie, à moins que la malade ne soit arrivée à la cachexie cardiaque avec complication d'albuminurie.

Verneuil a observé des phénomènes d'asystolie chez des opérées porteuses de lésions valvulaires.

L'anesthésie chloroformique est-elle à redouter chez les cardiaques? Pour notre compte, nous n'avons jamais eu d'accident à noter, bien que, dans quelques cas, rares il est vrai, nous ayons constaté diverses variétés de souffle et une certaine arythmie.

Maladies du foie. — Nous ne parlerons ici que de la lithiase biliaire, la seule à notre avis qui intéresse tout particulièrement le chirurgien hystérectomiste.

La coexistence de la lithiase ou coniase biliaire ou rénale avec les lésions utéro-ovariennes est infiniment plus fréquente qu'on ne le suppose d'ordinaire. Le remarquable travail de M. Poucel sur la congestion chronique du foie nous édifie à ce sujet, et nous ne pouvons mieux faire que de citer à cette occasion la théorie de l'excellent maître, théorie qui a eu quelques adversaires, mais à laquelle se sont rangés dès le début ou se rangent peu à peu, grâce à son évidence, de grands praticiens et d'illustres professeurs de Faculté.

« Le foie congestionné, dit-il (1), comprime la veine-cave et peut par là influencer mécaniquement la circulation générale. Ainsi s'expliquent les *congestions utéro-ovariennes*, à peu près constantes, qui prédisposent aux hémorragies, aux *métrites aiguës* et à toutes leurs conséquences : ulcérations, flexions, versions et *dégénérescences*, hypertrophie congestive, catarrhe utérin, chute de l'épithélium cilié (qui est, à notre avis, la cause la plus commune de la stérilité).

« Cette congestion utéro-ovarienne chronique s'explique mieux encore par les anastomoses qui existent entre les veines du col de l'utérus, avec l'hémorrhoïdale interne ; elle est la cause habituelle de l'*avortement par apoplexie placentaire*, de même que la congestion hépatorénale est cause de l'albuminurie puerpuérale et de l'éclampsie ; aussi nous a-t-il suffi bien souvent de décongestionner le foie pour prévenir l'avortement, l'albuminurie puerpérale, l'éclampsie, et pour guérir des métrites chroniques. »

La méconnaissance de ces affections (congestion chronique du foie, lithiase biliaire ou rénale) peut réserver des mécomptes au chirurgien, qui verra persister, après l'opération la mieux conduite, des douleurs qu'il avait improprement attribuées à des lésions annexielles. Nous ne saurions donc trop attirer l'attention du chirurgien sur ce point, que nous croyons n'avoir été jusqu'à ce jour signalé par aucun des maîtres qui ont écrit sur la question. Toutefois si, concurremment avec les douleurs de la lithiase, il existe des lésions salpingo-ovariennes, celles-ci

(1) Docteur Poucel, chirurgien des hôpitaux de Marseille, *De l'influence de la congestion chronique du foie dans la genèse des maladies* (Lecrosnier et Babé, éditeurs. Paris, 1891, p. 91).

devront être opérées, car leur guérison pourra favoriser celles de la lithiase, la douleur provoquant toujours, par action réflexe, des troubles trophiques.

MENSTRUATION. — La femme est-elle réglée ou a-t-elle franchi la ménopause? Dans ce dernier cas, tous les jours sont bons pour procéder à l'opération. Mais, si la femme est réglée, l'opération ne doit avoir lieu en pleine période menstruelle que s'il y a urgence, par exemple : pus abondant, état général mauvais, ne laissant aucun espoir à une médication quelconque, et pouvant, au contraire, comme nous en avons été plusieurs fois témoin, être amélioré rapidement par une intervention hâtive.

S'il n'y a pas urgence, il est de la plus haute importance de fixer, pour l'opération, un jour éloigné des époques. En négligeant cette précaution, le chirurgien s'expose à voir des hémorragies rebelles.

Les recherches de Cauchois (1), et particulièrement de Louge (2), sur l'*invariabilité de fréquence du pouls dans les différentes attitudes pendant la période menstruelle*, ont mis en lumière l'augmentation de tension dans le système circulatoire pendant la période des menstrues.

Quand l'hystérectomie est pratiquée deux ou trois jours avant les époques, on observe un écoulement sanguin, en nappe, plus abondant au moment de l'incision vaginale et l'hémostase est plus difficile à obtenir. Le sang paraît plus fluide et l'utérus plus saignant.

(1) A Cauchois, *Sur l'augmentation de tension vasculaire dans le système de la circulation générale pendant la période menstruelle* (Société de biologie, 22 nov. 1873. *Gazette médicale de Paris*, 1873).

(2) P. Louge, *De l'invariabilité de fréquence du pouls dans les différentes attitudes pendant la période menstruelle* (*Gaz. des hôp.*, Paris, 1885, page 1172).

Mais c'est surtout au moment de l'enlèvement des pinces que l'écoulement sanguin peut inquiéter le chirurgien; nous avons observé en effet qu'il se produisait, dans ces conditions, un écoulement ou plutôt un suintement sanguin plus persistant que chez les autres malades opérées loin de l'époque menstruelle.

III

Anesthésie

Une précaution préliminaire importante est de s'assurer que la malade n'a ni *râtelier*, ni pièce dentaire mobile, ou de les lui faire enlever avec soin. On ne doit jamais oublier de recouvrir d'un *corps gras* les saillies du visage, de crainte de brûlures, par suite du contact du chloroforme durant les anesthésies prolongées que nécessitent beaucoup d'opérations gynécologiques.

Nous nous trouvons fort bien en France du *procédé de la compresse ;* il permet une exacte surveillance de la figure de l'opérée. On doit maintenir la compresse soigneusement soulevée avec les doigts un peu au-dessus de la bouche et du nez (1).

Nous avons sous la main une pince spéciale pour attirer la langue en cas de besoin.

Notre anesthésique de choix dans toutes nos hystérectomies a été le chloroforme combiné aux injections hypodermiques de cognac dilué, d'après la méthode que notre excellent ami Louge, chirurgien-adjoint au service, a fait récemment connaître, en détail, dans la *Gazette des hôpitaux* (2), et que nous croyons utile de reproduire ici :

« Quand on pratique, dit-il, l'anesthésie chloroformique, de préférence à doses faibles et continues (3), on voit, au moment

(1) Pozzi, *Traité de gynécologie*, p. 37.

(2) Louge, *Gazette des hôpitaux*, Paris, 1894.

(3) M. Baudouin, *Un nouveau mode d'anesthésie : De la chloroformisation à doses faibles et continues* (*Revue générale. Gaz. des hôp.*, 1890, p. 593).

de la période médullaire, la face du patient pâlir et l'on constate que le pouls est plus dépressible; si, à cet instant, on injecte sous la peau une seringue d'alcool dilué, le pouls se relève et le facies s'améliore sans aucun détriment pour l'anesthésie.

L'expérience nous a montré que les meilleurs résultats étaient fournis par une *dilution tiède de cognac au tiers*, c'est-à-dire un tiers de cognac pour deux tiers d'eau distillée. Nous avons l'habitude de préparer la quantité du mélange avant chaque chloroformisation, de façon à nous rendre compte du volume de liquide injecté. Il est de plus nécessaire de maintenir constamment le récipient entouré d'eau chaude pour les anesthésies de longue durée.

Inutile de recommander l'emploi de cognac de bonne qualité, à cause des falsifications nombreuses dont ce produit est l'objet (1).

La seringue que nous employons habituellement dans le service pour cet usage est stérilisable et d'une contenance de 4 centimètres cubes; mais, nous devons ajouter qu'avec les anciennes seringues, nous n'avons jamais eu d'accidents à noter.

La région de choix pour l'injection est la partie externe de la cuisse généralement accessible dans les différentes attitudes données aux malades pendant la chloroformisation.

Dès que la face du patient commence à pâlir, nous injectons lentement une seringuée de 4 centimètres cubes, et, suivant l'état du pouls, nous pratiquons de nouvelles injections.

On peut injecter coup sur coup quatre seringuées de 4 centimètres cubes sans retirer l'aiguille. Il se forme sous la peau

(1) A. Baudouin, *Les eaux-de-vie et la fabrication du cognac* (Paris, 1893, p. 143).

une tuméfaction du volume d'une noisette, qui ne tarde pas à disparaître à l'aide d'une légère friction.

Dans les cas de syncope subite, on peut faire usage de cognac pur ; mais, quand celle-ci se produit à la suite d'une hémorragie notable, on augmentera le nombre des injections de cognac au tiers. Nous sommes arrivés, une fois entre autres, jusqu'à cent injections de 4 centimètres cubes. Il faut alors augmenter la proportion d'eau de la dilution.

Nous le répétons, les accidents syncopaux ne se produisent pas, si l'on a soin de pratiquer les injections diluées, comme nous venons de l'indiquer.

L'alcool, il faut le reconnaître, produit dans ce cas une action tonique sur le cœur, mais il ne faut pas oublier que l'eau injectée servant à la dilution détermine à elle seule une augmentation de la force de contraction du myocarde et un relèvement de la tension artérielle, suivant la loi générale de l'hypothermie, si bien mise en lumière par M. Chéron.

Nous avons pratiqué plusieurs injections en substituant le sérum artificiel à l'eau, et ce mélange de sérum alcoolisé nous a également donné de bons résultats.

Ces injections sont particulièrement utiles pendant les opérations de longue durée, accompagnées d'hémorragie notable ou suivies de choc.

Chez les sujets cachectiques ou débilités, nous pratiquons les injections alcooliques avant, pendant et après la chloroformisation.

Ces injections de cognac ainsi diluées pendant la chloroformisation, outre qu'elles diminuent les alertes et rendent le réveil moins pénible, sont aussi à la portée de tous les praticiens, faciles à se procurer en cas d'urgence, peu douloureuses, peu altérables, et enfin, surtout, sans aucun danger. On ne saurait en dire autant des solutions alcaloïdiques diverses proposées dans ce but, et même des injections d'éther recommandées par la plupart des traités d'anesthésie, mais dont les résultats ont été parfois des plus fâcheux (1). »

Nous ajouterons, pour ce qui concerne notre sujet, que l'anesthésiste doit redoubler de surveillance au moment du pincement et de la section des ligaments : c'est surtout à ce moment que les injections d'alcool dilué sont nécessaires, afin d'éviter une syncope imminente. En effet, il nous est souvent arrivé d'observer que tout pincement ou tiraillement emmenait de la pâleur de la face et de la faiblesse du pouls. Chez une opérée, entre autres, où la syncope se produisait d'une manière constante à chaque tiraillement, même léger de l'utérus ou des annexes, des injections répétées d'eau alcoolisée firent cesser d'une façon manifeste tout phénomène syncopal, et permirent de mener à bonne fin une opération particulièrement périlleuse.

(1) Auvard et Caubet, *De l'anesthésie chirurgicale et obstétricale* (Paris, 1894, p. 47).

IV

I. — AVANT L'OPÉRATION

L'hystérectomie vaginale étant une opération de la plus haute importance et dont le succès dépend de soins minutieux nous croyons utile d'entrer ici dans les plus petits détails, que tout opérateur scrupuleux saura apprécier.

Nous divisons les soins préliminaires en trois parties :

a) Antisepsie des instruments et accessoires.
b) — de la malade.
c) — de l'opérateur et des aides.

Comme préliminaire de l'antisepsie, nous estimons qu'une préparation morale est nécessaire, et nous ne saurions mieux faire que de citer les conseils magistralement donnés par le docteur Forgue, professeur à la Faculté de médecine de Montpellier.

« Il est d'abord, dit-il, une préparation morale de la patiente que le chirurgien a le devoir de ne point négliger. Sans doute l'anesthésie, en supprimant la douleur, a calmé ces alarmes vives et cette dépense d'énergie nerveuse que provoquait jadis la pensée de l'intervention : il fallait une forte trempe d'âme ou une résignation longuement réfléchie pour affronter, sans défaillance de cœur et d'esprit, l'opération et ses souffrances amplifiées par l'imagination. L'éther et le chloroforme ont mis la chirurgie à la portée de tous les courages. Mais, comme Roux le fait observer, l'appréhension de la douleur n'est pas le seul sentiment moral qu'on ait à combattre : à cette crainte se joignent et celle de la mort dont cette opération peut être suivie, et l'idée de la difformité ou de l'imperfection physique qui peut en être le résultat. Quelle persuasion suggestive dans les arguments, quelle captation psychique sont nécessaires pour amener la malade à désirer ou à demander une intervention que, de prime abord, elle a souvent repoussée ! D'autant que les moyens de conviction sont divers, suivant le caractère, la culture intellectuelle, la condition sociale de la malade, la nature de l'affection et les suites possibles de l'opération. C'est dans cette part de son œuvre que le chirurgien révèle son autorité morale ; c'est par là que s'affirment sans aucun doute des supériorités professionnelles, méconnues des collègues, mais que le public estime bien et sait distinguer. Assurément un maître en chirurgie tient de sa situation et de son renom une force persuasive personnelle ; ses arrêts sont des ordres ; encore faut-il qu'il y joigne la bienveillance de pensée, la compassion de cœur et la sympathie d'accueil auxquelles sont sensibles, plus que tous autres, ceux qui souffrent. La race des chirurgiens bourrus — quoique bienfaisants — n'est point de ce temps (1). »

a) ANTISEPSIE DES INSTRUMENTS ET ACCESSOIRES (sondes, compresses, fils, tampons, cuvettes).

Instruments. — Énumération des instruments :

4 Valves (2 longues et 2 courtes) ;
2 Pinces à griffes, coudées ;
2 Pinces à griffes, droites ;
6 Pinces à forcipressure à mors longs ;
6 Pinces à forcipressure à mors courts ;

(1) Forgue, professeur à la Faculté de médecine de Montpellier (*Semaine médicale*, 20 février 1895).

4 Pinces pour ligaments (de Segond);
1 Paire de ciseaux droits;
1 Paire de ciseaux courbes;
6 Pinces porte-tampons (celles-ci n'ont qu'un cran, afin de les distinguer des autres);
2 Bistouris (1 droit, 1 boutonné).

N'oublions pas de dire que le thermo-cautère doit toujours se trouver à la disposition de l'opérateur.

Tous ces instruments sont d'abord lavés soigneusement à l'eau pure. A ce premier lavage fait suite un second avec brossage dans de l'eau savonneuse portée à une température assez élevée. Puis vient un troisième lavage dans de l'eau chaude où l'on a fait dissoudre du carbonate de soude (25 grammes pour 1000). On rince de nouveau dans de l'eau tiède et on essuie soigneusement chaque instrument avec un linge de flanelle. Sans cette dernière précaution, on s'exposerait à voir la rouille survenir et à compromettre la pureté de la glycérine, où seront plus tard, et en toute sécurité, plongés les instruments. Ceux-ci, la veille de l'opération, sont mis dans de la glycérine neutre qu'on fait chauffer jusqu'à ébullition et pendant un quart d'heure environ. Les instruments sont retirés avec une pince aseptique, et, aprés avoir été roulés dans une compresse de gaze au salol ou à l'acide borique, ils sont confiés à une boîte de métal hermétiquement fermée. Ils ne sortent de là que pour être déposés, au moment de l'opération, dans des cuvettes soigneusement aseptisées.

Pour que l'antisepsie soit faite plus facilement et plus sûrement, les instruments sont fréquemment envoyés au renikelage.

Sonde métallique. — La sonde métallique dont on doit se servir pour le cathétérisme pré-opératoire subira rigoureusement, pour les soins antiseptiques, le sort des autres instruments.

Sonde de Malécot. — La sonde de Malécot, qui doit être laissée à demeure après l'opération, sera mise, pendant l'ébullition, dans une solution de sublimé à 1 pour 1000. Cette ébullition durera dix minutes; après quoi, pendant dix nouvelles minutes, la sonde sera plongée dans de l'eau distillée portée jusqu'à ébullition.

Compresses. — Un soin particulier sera donné aux compresses qui serviront, soit à délimiter le champ opératoire, soit à recouvrir les tampons destinés à l'hémostase. Nous croyons nécessaire de les faire bouillir pendant une demi-heure dans une solution de sublimé à 2 pour 1000, de les faire dégorger et ensuite de les faire bouillir de nouveau dans de l'eau distillée. Elles seront enfermées dans un bocal aseptisé. On bouchera avec du coton boriqué, qui sera lui-même recouvert avec du mackintoch.

Fils. — On doit se procurer des fils de soie tressée de diverses grosseurs pour les divers calibres des vaisseaux qu'on peut avoir à lier et pour fixer, comme nous le verrons plus tard, les pinces laissées à demeure. Il faut les faire bouillir dans une solution de sublimé à 2 pour 1000, donner à chacun d'eux une longueur de 25 à 30 centimètres environ et les placer dans un bocal rempli d'une solution de bichlorure de mercure au 1000°.

Tampons.—Les tampons seront faits avec du coton hydrophile et nous insisterons à propos d'eux sur : 1° la grosseur; 2° l'enroulement; 3° l'expression.

1° Grosseur. — Les tampons doivent être de trois grosseurs différentes : les plus gros comme un œuf de poule, le moyen comme un œuf de pigeon, le plus petit comme une noisette. Ces grosseurs sont indiquées par les différentes dimensions des orifices et par la quantité de pus ou de sang qu'on peut avoir à éponger.

2° Enroulement. — Chaque tampon, gros ou petit, sera soigneusement enroulé, afin qu'il n'y ait pas de partie flottante pouvant se séparer et rester conséquemment dans la plaie, où elle ferait l'office de corps étranger. On entrevoit tous les périls d'un pareil accident. De plus, les tampons seront oblongs, afin qu'ils puissent pénétrer plus facilement dans les cavités.

3° Expression. — On trempe tous ces divers tampons dans une solution de sublimé au 1000e et on les exprime successivement et avec force de peur qu'une certaine quantité de liquide ne pénètre par eux dans le péritoine.

N'oublions pas de faire un tampon spécial et déroulé dont se servira l'opérateur pour appréhender le thermo-cautère et conserver ainsi à ses mains toutes les qualités antiseptiques.

Tous ces tampons placés dans des cuvettes larges seront recouverts d'une compresse aseptique, laissée en place jusqu'au moment opportun.

Cuvettes. — Les cuvettes où sont déposés les tampons et les instruments immédiatement avant l'opération devront être au préalable nettoyées avec une solution de carbonate de soude, rincées avec de l'eau filtrée et bouillie, lavées avec de l'alcool à 90° et enfin avec une solution de bichlorure à 1 pour 1000. On a soin de les sécher avec un tampon de coton hydrophile, de peur que quelques gouttes de bichlorure n'attaquent les instruments.

Ces cuvettes, en porcelaine ou en verre, seront peu profondes (4 ou 5 centimètres environ) et de différentes dimensions, selon les instruments qu'elles devront recevoir. On abrite ces derniers jusqu'au moment de l'opération avec des plaques de verre aseptisées.

b) ANTISEPSIE DE LA MALADE

Nous commençons les soins préliminaires quatre jours avant l'opération ; ils sont à la fois internes et externes.

SOINS INTERNES

Le premier jour, nous faisons prendre à la malade un bain général savonneux ; le deuxième jour, une purgation ; le troisième jour, un nouveau bain général savonneux ; le quatrième jour, une nouvelle purgation, de préférence avec de l'huile de ricin, ou avec un mélange de séné et d'anis étoilé (8 grammes de séné et 4 grammes d'anis).

On a dit que l'antisepsie de l'intestin était précaire, qu'il était inutile de tourmenter la malade et de lui faire prendre des poudres et des préparations antiseptiques (1). Nous ne sommes pas de cet avis, et nous croyons au contraire que l'antisepsie intestinale a une influence que nous ne voulons pas exagérer, mais qui est réelle, pour les suites heureuses de l'opération. Citons, à ce propos, les sages conseils de l'éminent professeur Forgue :

« La préparation diététique et médicamenteuse de la patiente, dit-il, n'est pas, — hormis le cas d'urgence, — une précaution négligeable ; et nous revenons, sur ce point comme sur bien d'autres, aux vieilles pratiques. » « La nécessité s'impose, écrivait naguère Lucas-Championnière (2), de préparer les sujets à subir les grandes opérations, et le traitement du malade par les évacuants, par une diète sage, peut devenir une pratique nécessaire. » Ce chirurgien a observé, en effet, qu'une surcharge considérable d'urée préexistante con-

(1) Malapert, Thèse de Paris, 1893.

(2) J. Lucas-Championnière, *Modifications du taux de l'urée dans l'urine* (*Journ. de méd. et de chir. prat.*, 25 juillet 1893).

stitue une mauvaise condition pour les opérations à faire ou pour les traumatismes à subir (1) ; on sait, au contraire, que les sujets entraînés, qui, par des exercices progressifs, arrivent à éliminer toutes les surcharges inutiles de l'économie, supportent le traumatisme avec une extrême facilité. Nous comprenons bien qu'un organisme, de nutrition retardante, encombré de produits de déchets, soit un terrain de choix pour les intoxications microbiennes. Paget (2) croit que la mortalité opératoire des citadins, supérieure à celle des ruraux, tient à leur alimentation excessive, surtout chargée en viandes. Et il y a plus de deux siècles que Dionis (3), recommandant la saignée avant toute opération, justifiait cette pratique par la pléthore résultant « de la bonne chère qu'on fait à Paris, et de tant de nouveaux ragoûts que l'on y a inventés. » C'est augmenter la résistance à l'infection que de déblayer le milieu intérieur des substances excrémentielles en excès ; l'indication est surtout formelle chez l'arthritique, chez le goutteux, chez le sédentaire pléthorique, chez l'obèse et le gros mangeur, chez le malade en instance d'insuffisance rénale, hépatique ou pulmonaire. Pour de pareils sujets, la diète lactée mitigée ou rigoureuse, — suivant l'état de forces — les frictions sèches qui stimulent les réflexes cutanés et l'élimination rénale, l'emploi de purgatifs salins qui évacuent les toxines intestinales, voilà des moyens de mettre l'organisme en état de défense. « Je voudrais, a dit Bouchard, que l'on fît l'antisepsie intestinale avant toute opération (4).

(1) J. Lucas-Championnière, *Des modifications de l'excrétion de l'urée dans les urines au cours de certaines affections et après les opérations* (*Semaine médicale*, 1893, p. 355).

(2) Paget, *Leçons de clinique chirurg.* (Traduction de L.-H. Petit, p. 18).

(3) Dionis, *Cours d'opérations de chirurgie démontrées au Jardin Royal* (Paris, 1707, p. 540).

(4) Forgue, professeur à la Faculté de médecine du Montpellier (*Semaine médicale*, 20 février 1895).

Nous donnons à l'intérieur du benzo-naphtol, un cachet de 25 centigrammes au commencement des trois principaux repas pendant quatre jours. Nous croyons même qu'un peu de quinine, qui jouit de propriétés antiseptiques (50 centigrammes par jour), ne peut avoir qu'un effet salutaire pour prévenir la fièvre qui est à craindre pendant la réaction et les jours suivants.

Si la malade est dans une grande dépression nerveuse, il est absolument nécessaire de lui administrer pendant quelques jours six granules d'arséniate de strychnine d'un demi-milligramme chacun, deux à la fois au commencement des trois principaux repas.

SOINS EXTERNES

Avant le deuxième bain, le pubis et la vulve sont soigneusement rasés et savonnés, tant pour la commodité de l'opération que pour éviter le séjour des matières septiques. Le soir du même jour, nous faisons un lavage vagino-vulvaire au savon et à l'eau chaude contenant du carbonate de soude (25 grammes environ par litre d'eau). Après ce premier lavage. un deuxième à l'alcool à 90°, et un troisième avec la liqueur de Van Swieten. Après un assèchement complet de la vulve et du vagin, nous introduisons de la gaze iodoformée (3 pour 100) qui reste jusqu'au lendemain soir. Ce soir-là, mêmes lavages que la veille et renouvellement de la gaze iodoformée. Nous avons soin d'appliquer par-dessus cette gaze un tampon de coton, afin que l'urine ou les matières ne puissent la contaminer.

Il ne faut pas oublier que l'émotion peut très bien produire une paralysie du col de la vessie, et par suite une rétention inconsciente d'urine, d'où le précepte de sonder toujours la malade immédiatement avant l'opération et avant d'avoir retiré la gaze iodoformée.

Avant de porter la malade sur la table d'opération, nous entourons ses jambes, jusqu'à mi-corps, d'ouate fixée par des bandes de flanelle.

c) ANTISEPSIE DE L'OPÉRATEUR ET DES AIDES

Avant de parler de l'antisepsie de l'opérateur et des aides, donnons l'avis de Forgue (1) au sujet du chiffre de ces derniers et de leur concours ; les conseils de cet éminent professeur nous paraissent trop judicieux pour que nous n'éprouvions pas un véritable besoin de le citer. « Le chirurgien, dit-il, doit restreindre le nombre des aides. Nous ne le voyons plus, comme autrefois, entouré d'un véritable état-major aux fonctions imprécises. Il se contente d'une équipe disciplinée, dont chaque membre est instruit de son rôle et se confine dans ses attributions. Restreindre l'assistance, c'est, en effet, raréfier les occasions de contage, toute manutention intermédiaire est une cause de souillures; du plateau aseptique vers la plaie aseptique, le matériel doit venir le plus directement possible. Un autre principe est aussi important : c'est celui de la division du travail. C'est le moyen d'économiser le temps, de départager exactement les responsabilités et d'arriver, par cette spécialisation des tâches, à une exécution impeccable. Un aide est préposé à l'anesthésie; l'assistant de choix coopère ; un autre est chargé des instruments ; un quatrième, des tampons et compresses : cette escouade suffit. En dehors d'elle, nulle collaboration n'est autorisée.

» Nous suivons le sage conseil donné par plusieurs maîtres, en particulier par Terrillon disant que, si l'on a été en contact avec des matières septiques, on ne doit pas opérer ni servir

(1) Forgue, professeur à la Faculté de médecine de Montpellier (*Semaine médicale*, 20 février 1895).

d'aide pendant un certain laps de temps (quarante-huit heures au moins).

» Après nous être débarrassés des vêtements de ville dans une chambre voisine de la pièce où doit avoir lieu l'opération et avoir retroussé les manches de notre chemise et de notre gilet de flanelle, nous avons l'habitude de revêtir une camisole très propre en toile et dont les manches vont à mi-bras.

» Nous nous protégeons et nous protégeons la malade contre toute souillure, au moyen d'un tablier de caoutchouc à bavette, nettoyé après chaque opération, bien séché, et déposé dans une boîte *ad hoc*.

» L'opérateur et les aides les plus rapprochés du champ opératoire, mettent une calotte pour éviter toute infection pelliculaire.

» Si la propreté absolue, ou pour mieux dire la pureté exacte des mains, est indispensable dans toute opération, elle ne l'est jamais plus peut-être que dans le cas où l'on doit manœuvrer dans l'intérieur des cavités vaginale ou utérine; là, en effet, tout germe déposé trouve un milieu de culture essentiellement favorable à sa pullulation, et l'infection se développe rapidement.

» Lorsqu'on est appelé à manier des matières fétides, comme dans le cas de cancers de l'utérus, etc., outre l'emploi des antiseptiques, celui des *désodorants* (qu'il ne faut pas confondre avec eux) est très utile. Sans cela les mains s'imprègnent d'une odeur désagréable qu'elles conservent malgré tous les lavages ultérieurs. Foulis (d'Edimbourg) a recommandé, en pareil cas, de les oindre avant l'opération avec de l'essence de térébenthine qui protège très efficacement contre cet inconvénient (1). »

Donc les mains, débarrassées des bagues ou anneaux, sont

(1) Pozzi, *Traité de gynécologie*, p. 2 et 3.

l'objet de soins tout particuliers. Nous les plongeons rapidement dans l'essence de térébenthine, après vient un savonnage et un brossage avec de l'eau chaude. Nous procédons immédiatement au curage des ongles, lesquels doivent être taillés ras, sauf celui des index de l'opérateur, celui-ci devant s'en servir pour le décollement des parties malades.

Enfin, après avoir trempé les mains dans de l'alcool à 90°, nous les retrempons dans une solution de bichlorure de mercure à 1 pour 1000.

A côté de grands avantages, le bichlorure a l'inconvénient, il faut le reconnaître, de noircir les ongles et d'occasionner des gerçures à la face dorsale des mains ; mais on pourra parer à ce dernier inconvénient en humectant les mains, immédiatement après l'opération, avec du jus de citron ou avec de la glycérine neutre.

II. — PENDANT L'OPÉRATION

Disons un mot sur la durée.

Durée de l'opération. — Il est difficile de déterminer d'une façon précise la durée moyenne d'une hystérectomie. Elle dépend de deux facteurs principaux : d'une part des difficultés opératoires et de l'autre de l'éducation spéciale acquise pour cette opération. En fait de durée, nous ne donnerons que les extrêmes, parce qu'on peut dire qu'il n'y a pas deux hystérectomies qui se ressemblent. Ainsi, tandis que nous avons vu M. Poucel opérer deux ou trois fois, sans hâte, dans cinq minutes, et même moins, certains cas particulièrement périlleux ont nécessité beaucoup plus de temps, une demi-heure et même trois quarts d'heure. Une seule hystérectomie a duré une heure environ.

Dès que tout est prêt pour l'opération, on commence à administrer le chloroforme selon la méthode que nous avons indiquée. Pour épargner à la malade l'impression pénible que pourrait lui occasionner la vue des instruments, on peut l'endormir dans sa chambre avant de la transporter dans la pièce où doit avoir lieu l'opération. Cette pièce doit être parfaitement propre, dépourvue de rideaux, tentures, nattes, tapis, etc., où la poussière peut se loger. On doit démeubler complètement, dit Pozzi, toute pièce où l'on pratique une opération gynécologique de quelque importance. Puisque nous traitons la question de milieu, disons un mot de la température. Pendant toute la durée de l'opération, nous avons soin de maintenir la température entre 25 et 28 degrés; on évite ainsi tout refroidissement *intus* et *extra*. Nous ne conseillerons pas de tenir un réchaud dans la salle d'opération. Il pourrait avoir des inconvénients, moins pour le malade que pour l'opérateur et les aides, comme cela nous est arrivé une fois. Pendant une opération d'une heure environ (laparotomie pour fibrome de 18 kilogrammes), nous éprouvâmes tous des malaises par suite d'intoxication par l'oxyde de carbone, mais, chose remarquable, l'anesthésie de la malade alla très bien et son réveil se fit dans les meilleures conditions.

Dès que la malade est endormie, nous la transportons sur une table qui, avant tout, est d'une solidité à toute épreuve.

Nous nous servons, pour relever et maintenir les jambes de la malade, de la béquille de Clover, grâce à laquelle les mains des aides restent entièrement libres.

L'opérateur est assis sur une chaise basse, d'abord pour ne pas se fatiguer, mais surtout pour que les rayons lumineux viennent plus facilement frapper sur le champ opératoire, lequel se trouve au même niveau que le milieu du sternum du chirurgien.

Il est facile de comprendre que l'éclairage a son importance, et, ici comme pour tout ce qui concerne l'opération, on doit viser à la perfection.

Immédiatement avant l'opération, des compresses aseptiques sont placées sur le ventre et sur les cuisses, de façon à protéger les alentours du champ opératoire.

Aides : Aide de droite de la malade. — Maintenant quel est le rôle des aides ?

Celui qui est près du flanc et à droite de la malade doit être assis sur une chaise haute afin d'éviter la fatigue, de garder l'immobilité nécessaire et de pouvoir s'effacer complètement aux moments voulus. Son bras gauche passe au-dessus et son bras droit au-dessous de la cuisse de la malade. Il est spécialement chargé des valves supérieure et inférieure dont il surveille constamment le parallélisme et dont il guide le plus ou moins d'enfoncement, selon les exigences du moment.

Si un effort de défécation venait à se produire, cet aide doit avec la valve inférieure comprimer suffisamment le rectum pour empêcher l'issue des matières et toute souillure consécutive.

Pendant le placement des pinces sur le ligament *gauche* de la malade, il en facilitera l'introduction par une manœuvre qui consiste à tirer l'utérus en dehors et de son côté ; dans le placement des pinces du côté *droit* (le sien), il veillera à ce que les grandes et les petites lèvres, ainsi que les parois du vagin, ne soient pas comprises dans les mors.

Au moment de la section du ligament de son côté, il devra écarter les pinces parallèlement à l'axe du vagin, sans tirer sur elles, en ayant soin de ne pas masquer le jour avec sa main, ce qu'il est facile d'éviter en tenant les pinces entre le pouce et l'index.

Au moment où l'opérateur entoure les pinces de lanières, pour éviter les eschares, l'aide devra faciliter cette introduction en écartant les grandes et les petites lèvres.

Aide de gauche. — L'aide de gauche doit se tenir debout et en dehors de la cuisse de la malade. Il devra, pour éviter toute infection pelliculaire du champ opératoire, que sa tête domine, se couvrir d'un bonnet spécial. Il facilitera les manœuvres au moment de la ligature des artères vaginales, du pincement et de la section des ligaments. Il procèdera comme il a été décrit pour son confrère du côté opposé.

Dans le cas où une pression hypogastrique serait nécessaire, soit pour faciliter la descente de l'utérus ou d'un fibrome ou même des annexes, soit pour empêcher l'irruption du pus dans le petit bassin après la rupture accidentelle ou voulue d'un pyo-salpinx, il devra procéder à cette pression avec la plus grande délicatesse et conformément aux désirs de l'opérateur.

Il pourra au besoin suppléer l'aide chargé de faire passer des instruments et lui prêter un concours efficace dans le *jeu des tampons.* Nous entendons par *jeu* la rapidité vertigineuse qu'il faut montrer pour placer sur des pinces des tampons de grosseur différente et les faire passer à l'opérateur, lorsque celui-ci retire le sang ou le pus épanché.

Procédé opératoire. — Nous pourrions décrire ici les procédés opératoires des grands chirurgiens, et qui sont au nombre de quatre :

1° Celui de Péan, ou hystérectomie par morcellement ;

2° Celui de Segond, par évidement conoïde central ou hémisections utérines. Ce procédé n'est autre chose qu'un morcellement ; il diffère cependant du procédé de Péan, en ce que l'hémostase, sauf pour les utérines, au lieu d'être préventive, est consécutive. Il en résulte cet avantage très appréciable d'arriver à la fin d'une hystérectomie laborieuse, sans être encombré par d'autres pinces que celles qu'on a placées dès le début de l'intervention sur les artères utérines ;

3° Celui de Müller-Quénu. Müller conseille de fendre verticalement l'utérus en deux moitiés après l'avoir renversé ou simplement attiré en bas. Quénu, s'inspirant de la manœuvre opératoire proposée par Müller, a fait un procédé d'hystérectomie vaginale parfaitement réglé en incisant l'utérus par étapes successives;

4° Celui de Doyen, qui, au Congrès de Bruxelles, a pour la première fois donné une description complète de son procédé d'hémisection antérieure, procédé qui lui appartient complètement.

Nous ne faisons que signaler ces quatre procédés, les seuls généralement admis, et nous renvoyons pour leur description parfaitement détaillée à la thèse de Baudron (1).

Voici très succinctement exposé le procédé opératoire de M. Poucel.

Après que l'aide principal a fait, avec l'alcool d'abord et le sublimé ensuite, un lavage soigné du vagin et de toute la région vulvaire, le premier temps commence.

1er Temps. — *Abaissement de l'utérus.* — Si le col de l'utérus est conoïde, il est saisi au moyen d'une seule pince à griffes; s'il est large et évasé, il est préférable d'employer deux pinces, une placée en avant et l'autre en arrière pour attirer l'utérus sans trop le violenter.

M. Poucel n'a jamais fait précéder l'hystérectomie du curettage de l'utérus que Segond pratique systématiquement et que beaucoup de chirurgiens ont adopté; il remplace cette méthode antiseptique par une cautérisation au thermo-cautère de la cavité cervicale, suivie d'introduction d'iodoforme.

2e Temps. — *Incision du vagin.* — Les grandes lèvres et la fourchette étant écartées, le chirurgien, qui tient de la main gauche la pince ou les pinces à traction, imprime au col uté-

(1) Baudron, *De l'hystérectomie vaginale* (Thèse de Paris, 1894, p. 36 et uivantes).

rin un mouvement de rotation (vers la droite du chirurgien), de façon à ce que la pointe du bistouri puisse atteindre la partie latérale droite et même postérieure du col utérin ; il opère ensuite un mouvement de rotation en sens inverse qui permet de faire en un seul temps l'incision circulaire de la muqueuse cervicale.

Il est bon alors de ne pas négliger l'hémostase des artérioles, généralement au nombre de quatre, qui nécessitent quelquefois une ligature ou l'attouchement au thermo-cautère. L'omission de cette précaution a donné des ennuis dans deux cas, des caillots volumineux ayant été trouvés lors du premier pansement.

N'oublions pas de dire que l'incision circulaire doit se faire environ à un demi-centimètre en avant du pli cervico-vaginal que l'on rend apparent par des mouvements alternatifs de traction et de refoulement imprimés à l'utérus.

3e Temps. — *Libération de l'utérus.* — Pour tout utérus mobile, M. Poucel ne fait jamais d'hémisection, soit partielle, soit totale, et il évite autant que possible tout morcellement, afin de diminuer les chances d'infection. Pour la même raison, il supprime absolument les lavages vaginaux ; lorsque les culs-de-sac sont ouverts et même le plus souvent dès le début de l'opération, le sang est enlevé avec des tampons.

Il n'a pas de règle fixe pour faire basculer l'utérus, lorsque cette manœuvre est nécessaire, certains utérus basculant mieux en avant, d'autres en arrière.

Lorsque le tissu cellulaire qui unit la vessie à l'utérus est très résistant, on devra se servir du bistouri ou mieux encore des ciseaux, car le doigt pourrait exposer à une perforation de la vessie. On agira de même si, à la suite de périmétrite, il y a adhérence de l'utérus au rectum.

Lorsque le décollement des faces antérieure et postérieure de l'utérus a été fait dans une hauteur de 4 à 5 centimètres environ et autant que possible avant que le péritoine soit ouvert, on place sur les ligaments larges les pinces inférieures; ces pinces doivent être à mors longs, de façon à pincer 4 ou 5 centimètres de ligament; leur bord utérin doit être à 1 centimètre de l'utérus, et, comme la largeur de bonnes et fortes pinces est d'environ 7 millimètres, il s'ensuit que, dans ces conditions, on ne court aucun risque de pincer l'uretère, lequel est à 3 centimètres ou tout au moins à 2 centimètres et demi de l'utérus, et, d'autre part, la pince ainsi placée ne risque pas de déraper après la section du ligament, qui étant faite ras de l'utérus formera un bourrelet qui fera obstacle au glissement de la pince.

Cette première pince ne doit pas être introduite à l'aveuglette. L'index et le médius, passant l'un en avant l'autre en arrière du ligament large, serviront à guider le mors.

Il va sans dire que, pour placer les pinces à forcipressure, le chirurgien confie les pinces à préhension à l'aide opposé au ligament qu'il doit saisir.

La section de cette partie (inférieure) des ligaments larges facilite l'abaissement de l'utérus.

Alors le chirurgien, reprenant les pinces à griffes, attire l'utérus et ouvre le cul-de-sac. Si l'abaissement est suffisant pour permettre à l'index de *crocheter* la partie supérieure du ligament large, il place de bas en haut ou de haut en bas, selon les circonstances, une pince à mors courts qui saisit l'artère utérine, la trompe et le ligament de l'ovaire. Dans le cas contraire, il s'assure si la bascule de l'utérus peut s'effectuer en avant, ce qui est le cas le plus fréquent, ou en arrière.

Lorsque l'utérus s'oppose à tout mouvement de descente, c'est alors seulement que M. Poucel a recours à l'hémisection antérieure ou à la section médiane et totale (Doyen, Quénu), ou au morcellement (Péan, Segond).

L'hémisection antérieure ou totale accroît d'une manière

tout à fait surprenante le mouvement de descente de l'utérus.

Cette section partielle ou totale, qui pourrait inspirer des craintes d'hémorragie, est absolument exempte de danger, tant que l'on exerce des tractions sur l'utérus, tractions dont le premier effet est d'effacer la lumière des vaisseaux et par conséquent un moyen infaillible d'hémostase.

4° Temps. — *Extirpation des annexes.* — Pour l'extirpation des ovaires et des trompes, lorsque ces organes sont peu ou pas adhérents, il est indiqué d'exercer sur eux des tractions graduées. Une manœuvre qui a toujours paru à M. Poucel favoriser leur descente et même leur apparition dans le vagin consiste à exercer sur la pince supérieure un mouvement de traction en même temps que l'on porte les anneaux de la pince en dehors. Cet enroulement aura lieu le plus souvent de dedans en dehors et d'arrière en avant. Pour pratiquer cette manœuvre, sans crainte de laisser échapper les ligaments, il faut pouvoir compter sur les pinces et sur leur mode d'application.

Si les annexes résistent, il faut les décoller avec toute la prudence possible; s'il y a du pus, il est absolument nécessaire d'introduire des tampons sur pinces pour le recevoir au fur et à mesure de son écoulement, car il est bien rare qu'un pyo-salpinx puisse être décollé sans se rompre; mais si l'adhérence avec les parties voisines est trop intime, surtout si elle se fait avec l'intestin, il est plus prudent de s'arrêter et de laisser une partie du salpinx après en avoir retiré tout le pus et excisé, autant que possible, la partie non adhérente. C'est à l'omission de cette règle qu'est due la mort par perforation intestinale d'une de nos opérées.

Une fois que les annexes auront pu être amenées au dehors, on pourra, dans la plupart des cas, placer une pince courbe sur la partie supérieure du ligament large et sur tout le pédicule de l'ovaire et de la trompe, ce qui permettra d'enlever la pince supérieure en même temps que de détacher l'ovaire et la trompe, et de laisser seulement quatre pinces, ce qui, dans la pratique de M. Poucel, a été le cas le plus fréquent. Cela fait, on groupe les pinces de chaque côté, et, en écartant chaque groupe parallèlement, on s'assure qu'aucune hémorragie interne ne se produit.

Avant de procéder au pansement, on introduit et retire successivement trois ou quatre tampons imprégnés d'iodoforme pour assécher le bassin. La gaze est immédiatement après introduite de la façon suivante :

Le chirurgien saisit au moyen d'une longue pince l'extrémité d'une lanière de gaze iodoformée qu'il porte au-dessus des pinces pour protéger l'intestin, ensuite il l'introduit petit à petit de façon à produire un tassement modéré. Cette gaze a un double but : d'abord de prévenir l'hémorragie ou nappe qui pourrait se faire, et ensuite de soutenir l'intestin. Une seconde lanière est introduite de façon à protéger les parois vaginales du contact des pinces et à éviter ou à diminuer les eschares qui presque toujours se produisent à la vulve, d'où le précepte important de réduire les pinces au minimum. On procède ensuite à un enveloppement avec du coton et du makintoch et le tout est fixé par un bandage en T.

Quelle est la conduite de M. Poucel lorsqu'il y a suppuration salpingienne et pelvienne ?

Si le pyo-salpinx est petit et libre d'adhérences, il tente son extirpation immédiate ; mais s'il est adhérent et volumineux, et à plus forte raison si l'on a affaire à de la cellulite pelvienne, il est impossible de songer à l'extirpation sans rompre le pyo-salpinx. Dans ce cas, M. Poucel introduit de la gaze iodoformée ou des tampons roulés dans l'iodoforme et retenus par des pinces, de façon à créer une cavité dans laquelle apparaît la plus grande partie de la poche purulente. L'aide prépare alors un jeu de tampons sur pinces roulés dans l'iodoforme. L'opérateur en introduit un ou deux dans la partie déclive de la poche, ponctionne celle-ci au-dessus et recueille le contenu sur le tampon qui est renouvelé jusqu'à assèchement de la poche. Celle-ci est alors saisie par une pince à pédicule à mors courts qui permet d'exercer sur elle des tractions, tandis que l'index, roulé dans l'iodoforme, libère la poche de ses adhérences.

Cette manœuvre est presque toujours couronnée de succès.

Dans la cellulite pelvienne, on curette la cavité et on la bourre de gaze iodoformée qu'on remplace au bout de quarante-huit heures.

II. — APRÈS L'OPÉRATION

Dès que le pansement est terminé et la béquille de Clover enlevée, l'opérée est transportée sur son lit avec toutes sortes de précautions, dont la principale consiste à éviter l'ébranlement des pinces et le tiraillement de la sonde. Nous conseillons le transport par un aide vigoureux, qui appréhendera l'opérée en la soulevant simultanément par le pelvis et par les cuisses. Deux autres soutiendront, l'un la tête, l'autre les jambes. Il faut avoir soin de la déposer dans un lit préalablement chauffé et de façon à ce qu'elle se trouve dans la position suivante : la tête basse et entourée d'une pointe en flanelle ; un coussin est glissé sous les cuisses afin de les tenir fléchies ; il est même prudent de les fixer avec une écharpe pour empêcher tout mouvement désordonné.

Un linge souple et chiffonné est placé au-dessous des pinces pour leur servir de support et mettre obstacle à tout tiraillement aussi douloureux que funeste. Le même linge maintient un pied-de-bœuf ou tout autre flacon large destiné à recevoir l'extrémité de la sonde à demeure dont on surveille le libre fonctionnement. A propos de cette dernière, nous signalerons des douleurs survenues chez des opérées dont la vessie devait être d'une sensibilité toute particulière. Quelque chose me fait bien mal, disaient-elles. Que se passait-il? L'extrémité renflée de la sonde venait butter contre le col de la vessie et occasionnait ces douleurs parfois intolérables. Un refoulement léger de la sonde suffisait pour ramener le calme.

Si, dans les jours qui suivent l'opération, la sonde ne pouvait être tolérée, ce qui n'arrive presque jamais lorsqu'on a soin de la choisir d'un calibre proportionné, nous conseillons des cathétérismes aseptiques et réguliers.

Il ne faut pas négliger de placer directement sur le corps de l'opérée une couverture en laine entourée de cruchons, et, après avoir ramené les draps, de superposer un édredon, afin de produire une salutaire réaction.

Un point capital et sur lequel nous croyons être un des premiers à attirer l'attention consiste à empêcher tout mouvement instinctif ou voulu des mains de la malade vers la région vulvaire, à cause des conséquences immédiates (arrachement des pinces), ou éloignées (infection) qui pourraient en résulter. Une surveillance de tous les instants est donc nécessaire.

Segond fait placer, le soir de l'opération, une vessie de glace en permanence sur le ventre, et cela moins pour enrayer une infection péritonéale que pour calmer les coliques intestinales, si pénibles chez les opérées d'hystérectomie. M. Poucel n'a jamais jugé à propos d'employer ce moyen, la morphine ayant toujours suffi à maintenir le calme.

Alimentation. — La question de l'alimentation après l'hystérectomie vaginale est passée sous silence par presque tous les auteurs qui ont cependant donné des détails très approfondis sur cette opération. On nous permettra d'insister sur ce point malheureusement négligé.

Voici, d'une façon générale, la conduite suivie dans le service de M. Poucel : Pendant les six premières heures, on ne donne absolument rien. Si dans cet intervalle la réaction se produit, ce qui est la règle (le contraire étant d'un très mauvais pronostic), on commence à donner quelques cuillerées de tilleul ou très chaud ou très froid.

La glace en petits fragments a l'avantage d'arrêter ou de calmer les nausées, mais elle a aussi l'inconvénient de déterminer une soif très intense et même une irritation de la vessie. Si après les premières cuillerées de tilleul il n'y a pas de nausées, et s'il n'y a pas surtout d'élévation de température, on donne quelques cuillerées de bouillon froid ou chaud suivant le désir de la malade, habituellement toutes les heures. Ces essais servent de guide pour augmenter ou pour diminuer la quantité des aliments.

Voilà pour le premier jour.

Le deuxième jour, on peut, si tout va bien, permettre une nourriture plus abondante et plus substantielle, par exemple : potages légers, lait, mais avec une extrême prudence.

Les jours suivants, on se guide sur les résultats de la veille.

Ainsi que le font tous ou presque tous les chirurgiens, les pinces sont enlevées quarante-huit heures après l'opération. M. Poucel a soin de ne pas tirer sur les pinces, mais de les déclancher doucement et d'imprimer à chacune un mouvement de rotation à droite et à gauche ; grâce à cette habile manœuvre, l'enlèvement des pinces s'opère sans difficulté.

Cela fait, et après l'enlèvement de la gaze iodoformée, le vagin est nettoyé avec des tampons faiblement imbibés de liqueur de Van Swieten avec deux tiers d'eau distillée.

S'il y a élévation de la température dans les deux jours qui suivent l'opération, il ne faut pas s'en effrayer outre mesure ; elle est due le plus souvent à l'accumulation des matières fécales et à l'auto-intoxication qui en est la conséquence.

Aussi, pour parer à cet accident ou le faire disparaître promptement, il suffit de purger la malade le jour même de l'ablation des pinces, avec anis et séné comme avant l'opération. Toujours ou presque toujours après une ou deux purgations la température revient à la normale.

Que faut-il faire en cas d'hémorragie au moment de l'ablation des pinces?

Si l'hémorragie est légère, il ne faut pas chercher à l'arrêter avec des pinces; on s'exposerait à agir en aveugle et à blesser un organe important. Il faut se borner à introduire une lanière de gaze iodoformée qui assure parfaitement l'hémostase. Cette lanière introduite aussi les jours suivants va sans cesse en diminuant de volume et de longueur jusqu'au jour (le douzième environ) où tout écoulement cesse. Les pansements sont éloignés selon les circonstances et finalement remplacés par de simples lavages antiseptiques.

Si l'hémorragie est abondante, il faut tâcher de replacer une pince, et c'est dans ces cas une pince courbe qui rendra les plus grands services.

Une fois M. Poncel fut obligé de replacer un pince quelques heures après l'opération. Avec une première pince à pédicule guidée sur le doigt, il put saisir ce qui restait du ligament large; les valves étant appliquées, il attira au fond du vagin la partie saisie et fut assez heureux pour voir l'artère utérine et placer sur elle la seconde pince.

Lorsque tout a bien marché, l'opérée peut s'asseoir dans son lit vers le dixième jour et se lever le vingtième.

Les hystérectomisées conservent leurs appétits sexuels ou les retrouvent parce que la douleur est supprimée. Nous n'avons jamais vu d'hystérectomie amener la perte du sens génital; au contraire, ce sens s'est trouvé accru chez deux opérées.

Les rapports sexuels ne doivent pas être repris avant deux mois environ.

V

Accidents opératoires

Fistules urinaires. — « Il peut survenir, dit Richelot, en dehors de toute faute opératoire, de petites perforations vésicales, et cela au bout de huit ou dix jours. Sans doute elles succèdent à la chute d'une eschare ; on ne peut pas incriminer la pression des pinces, car Martin (de Berlin), qui ne fait que des ligatures, a vu aussi de petites fistules se produire « dans le courant du premier mois. » Elles guérissent très bien d'elles-mêmes.

» Si la fistule ne guérit pas toute seule, on peut l'oblitérer ; mais il faut savoir attendre, d'abord à cause de la guérison spontanée, ensuite à cause du danger d'intervenir trop tôt. »

Richelot n'a eu qu'une fois une blessure de l'uretère. « Quelques mois après avoir été opérée, la malade, éprouvant de vives douleurs dans le flanc droit, entra à Lariboisière, où Périer et Picqué reconnurent une fistule urétérale et firent la néphrectomie. Le rein était suppuré ; fistule et douleurs disparurent sans laisser de trace (1). »

Baudron (2), en posant dans sa thèse la question de la fréquence de la blessure de l'uretère, y répond victorieusement, preuves en main : « Il est certain, dit-il, qu'on peut réunir facilement des séries d'hystérectomies ou cet accident s'est produit dans des proportions considérables. Il suffit, par exemple, de prendre des observations de chirurgiens hostiles

(1) Richelot, *De l'hystérectomie vaginale.*

(2) Baudron, *De l'hystérectomie vaginale* (Thèse de Paris, 1894).

à l'opération, ne l'ayant pratiquée que deux ou trois fois, dans des cas extrêmement graves et difficiles. La blessure de l'uretère y rivalise de fréquence avec l'hémorragie. Or, si pour discuter la valeur de la laparotomie, ses accidents et ses dangers, on doit se baser exclusivement sur des séries importantes appartenant à des chirurgiens exercés, il en est de même pour l'hystérectomie. La blessure d'un uretère, au cours d'une première ou d'une seconde hystérectomie, est sans doute un accident regrettable pour la malade et peu fait pour entrainer la conviction du chirurgien, mais en rien capable de diminuer la valeur de l'intervention. »

Baudron ajoute que non seulement dans les 200 cas de son mémoire, mais sur près de 400 hystérectomies vaginales pour lésions diverses (annexites, cancers, fibromes), son maitre Segond *n'a jamais lésé l'uretère.*

D'autre part, dans les 139 observations fournies à Lafourcade par MM. Michaux, Routier, Richelot, Reclus, Peyrot, Bazy, Nélaton, Le Dentu, Terrillon, Chaput et Quénu, l'uretère n'a jamais été blessé.

Dans les 105 hystérectomies vaginales faites par notre maître M. Poucel, une seule malade, à la chute des eschares, a eu une fistule vésicale guérie spontanément au bout de deux mois, et une autre, opérée depuis cinq mois, conserve encore une fistule de l'uretère gauche que des cautérisations légères au thermocautère ont considérablement diminuée. Ces cautérisations ont été pratiquées avec le plus grand soin en protégeant et repoussant la paroi opposée de l'uretère avec le bouton d'un porte-mèche.

Hémorragie. — La rareté de l'hémorragie, dans 105 cas que nous relatons, tient assurément, en grande partie, à la bonne qualité des pinces serrées au maximum, mais peut-être aussi au soin que prend M. Poucel de jeter une ligature sur chaque pince, près des anneaux, afin d'éviter son dérapement.

Il est inutile de rappeler ici l'importance qu'il y a de fixer les pinces par un nœud droit, le nœud oblique que certains chirurgiens emploient ne donnant aucune sécurité.

Chez deux opérées, au moment de l'enlèvement des pinces, une hémorragie assez sérieuse se produisit et nécessita l'application de lanières de gaze iodoformée dans le vagin. Ce tamponnement suffit à arrêter l'écoulement sanguin. Le lendemain, au moment du pansement, quelques caillots assez volumineux suivirent l'enlèvement des lanières. Dans les deux cas, l'enlèvement des pinces avait été fait *secundum artem*, et il nous est impossible de dire si l'hémorragie venait des parois vaginales ou des artères plus profondément situées.

Il est important de noter que, chez ces deux opérées, un écoulement sanguin plus abondant que d'habitude s'était manifesté dans le cours de l'opération, lors de l'incision du vagin.

Il est fort probable que, dans ces deux cas, l'intervention chirurgicale a précédé de très près l'époque menstruelle qu'il avait été très difficile de préciser, et aussi parce que la métrite et périmétrite dont ces malades étaient atteintes rendait très difficile la rétraction des petits vaisseaux, et laissaient leur calibre béant.

Blessure de l'intestin. — Unef ois l'intestin a été lésé dans le cours des 105 opérations faites par M. Poucel.

Dans les 200 opérations de Segond, l'intestin grêle a été lésé deux fois seulement.

Si nous comparons cette statistique à celle de MM. Terrier et Hartmann (1), nous trouvons que, sur 94 laparotomies, ces chirurgiens ont déchiré 18 fois l'intestin.

(1) Terrier et Hartmann, *Remarques cliniques*, etc. (*Ann. de gyn.*, 1893, t. XXXIX, p. 47 et statistique de ce Mémoire).

Il est facile de voir par ce rapprochement que la blessure de l'intestin constitue un accident moins fréquent dans l'hystérectomie.

Eschare sacrée. — Cet accident post-opératoire est peu fréquent ; cependant nous l'avons remarqué une fois chez une femme jeune, mais cachectique. Il est difficile, dans ce cas, de faire la part qui revient à la compression ou au rôle nerveux.

Précisément à cause de sa rareté, cet accident est dû probablement à un trouble trophique occasionné par une irritation du plexus sacré, lésé pendant l'opération : « Car, avec Charcot (1), il est permis de supposer que les irritations pathologiques développées sur un nerf sensitif, soit à son origine centrale, soit sur un point de son trajet, retentissant dans la direction centrifuge jusqu'à l'extrémité terminale des filets nerveux, c'est-à-dire dans les papilles du derme ou encore dans l'épaisseur du réseau muqueux, pourront, dans certains cas, provoquer là un travail phlegmasique. »

Occlusion intestinale.— Cet accident, heureusement fort rare, est signalé par quelques auteurs. Baudron signale un cas, Asthon en a réuni 8 cas par adhérences de l'intestin aux lèvres vaginales.

Le traitement de ces cas doit toujours être un anus contre nature.

Eschares. — Les eschares chez les sujets très débilités dépassent presque toujours les tissus compris entre les mors des pinces, et il faut tenir grand compte de cette disposition, lorsqu'on opère des sujets très débiles, dans l'application des pinces qui doivent toujours raser l'utérus (pour éviter que le

(1) Charcot, *Leçons sur les maladies du système nerveux*, 1880, t. I, p. 150.

sphacèle ne s'étende à l'uretère), et faire la section sur le parenchyme utérin lui-même. La seule fistule urétérale que nous signalons sur les 105 opérées provenait de l'extension considérable du sphacèle en dehors des pinces. Elle siégeait à gauche.

Tuffier (1), dans une communication sur les fistules urétérovaginales, prétend qu'elles siègent plutôt à droite (huit fois sur dix).

Richelot demande où Tuffier prend ses chiffres, « car, dit-il, les fistules urétéro-vaginales me paraissent tellement rares après les hystérectomies, que je ne comprends pas comment c . peut arriver à établir des proportionnalités (2). »

Fournel prétend que la blessure plus fréquente de l'uretère droit proviendrait non de ce que les clamps sont plus difficiles à placer à droite, mais parce que le décollement vésico-utérin est moins facile de ce côté et reste presque toujours incomplet : « Par la faute, dit-il, de ce décollement inégal des deux côtés, tandis que la terminaison vésicale de l'uretère gauche peut remonter avec la vessie, l'extrémité de l'uretère droit, au contraire, fixée au col utérin, est attirée avec lui dans le champ d'action du clamp (3). »

Et il donne la manière d'éviter cette blessure urétérale.

Segond, Routier et Richelot, en cela du même avis que M. Poucel, croient que les fistules urétérales sont dues à une chute tardive des eschares.

Si l'infirmité était insupportable, il resterait au chirurgien deux ressources : la néphrectomie ou l'abouchement de l'uretère dans la vessie.

Il va sans dire que la section des deux uretères serait un accident fatalement mortel.

(1) Tuffier, *Presse méd.*, 4 avril 1895.
(2) Richelot, *Presse méd.*, 20 avril 1895.
(3) Fournel, *Gazette des hôpitaux*, 25 avril 1895, p. 488.

VI

Suites de l'opération

SUITES IMMÉDIATES. — « Le plus souvent, dit Lafourcade (1), les suites opératoires sont des plus simples. Ce qui frappe même, quand l'opération a été longue et pénible, c'est l'absence absolue de choc opératoire. Il est certain que le péritoine pelvien ne retentit pas sur le système nerveux comme le péritoine abdominal. Cette absence de choc est un des grands avantages de l'hystérectomie vaginale. Le facies est bon, la respiration est calme et peu fréquente, mais le pouls est assez rapide (120 à 140) les deux premiers jours. Cette fréquence est d'ordre réflexe (pincement du ligament large). Il ne faut pas lui attacher un pronostic fâcheux.

Voici les remarques faites par Baudron (2) sur 200 opérations observées dans le service de Segond.

« Les malades opérées d'hystérectomie vaginale pour lésions des annexes présentent deux tableaux post-opératoires assez différents. D'une façon générale, on peut dire qu'elles ont une réaction douloureuse d'autant plus vive qu'elles sont opérées pour de plus petites lésions.

En effet, les grandes suppurées, dont le péritoine est rarement ouvert, ont une réaction insignifiante ou nulle. La température tombe dès le soir, le pouls reste ce qu'il était avant l'opération, rarement il devient un peu plus fréquent. Ces malades souffrent peu des pinces ; elles accusent plutôt un

(1) Lafourcade, Thèse de Paris, 1893.
(2) Baudron, Thèse de Paris, 1894, p. 70.

soulagement déjà appréciable. Sauf les vomissements du chloroforme, elles ont peu ou point de vomissements.

Au contraire, les malades opérées pour de petites lésions, chez lesquelles le péritoine est toujours ouvert, ont une réaction plus vive. Le pouls peut s'élever pendant les deux premiers jours à 120, même à 140, sans que ce symptôme soit inquiétant, s'il est unique, sans élévation de température, sans ballonnement du ventre. Les vomissements sont généralement fréquents et les pinces provoquent de vives douleurs à irradiations lombaires très pénibles. Il est indispensable de combattre cet état par des injections de morphine. »

Dans le service de M. Poucel, ces injections de morphine sont faites généralement : la première, deux ou trois heures après l'opération ; la seconde, six heures après la première, et la troisième, si elle est jugée nécessaire, dans le courant de la nuit. Bien des fois une seule injection a suffi.

Les injections de cognac dilué, dans les heures qui suivent l'anesthésie, sont très utiles pour amener la réaction chez les graves opérées. Elles sont d'une pratique habituelle dans le service de M. Poucel.

Troubles congestifs. — Baudron (1), dans sa série de 200 observations, dit que la plupart des malades revues avaient éprouvé, pendant les premiers mois qui suivirent la castration utérine, des troubles divers au moment des périodes menstruelles. Ces troubles supplémentaires étaient des bouffées de chaleur à la face, des migraines, plus rarement des poussées congestives du côté des seins, du côté du foie, des bourdonnements d'oreille, des crises de strangulation spasmodique. Deux malades présentèrent d'une façon irrégulière, aux périodes cataméniales absentes, un écoulement vaginal séreux ;

(1) Baudron, Thèse de Paris, 1894.

une eut des épistaxis, une autre deux ou trois hématémèses peu importantes. Chez douze opérées seulement, les bouffées vicariantes furent très gênantes. Quatre malades furent soulagées par des saignées ou par l'application de sangsues.

NÉVROSES. — ÉTATS PSYCHIQUES. — Les troubles nerveux et les états psychiques (manie, lypémanie, etc.) sont-ils amendés ou aggravés par l'hystérectomie vaginale ?

Richelot déclare n'avoir observé qu'un cas de folie hystérique post-opératoire, mais le terrain était déjà préparé, et l'opération avait joué simplement le rôle d'excitant. Dans de pareils cas, il ne s'agit que d'hystériques en imminence de folie ou d'aliénées qui ont déjà fait leurs preuves ; mais la nature de l'acte chirurgical n'a rien à voir avec les accidents, et ce serait une erreur d'incriminer la castration plutôt qu'une opération quelconque (1).

Baudron a remarqué qu'au point de vue de l'*état nerveux*, les malades ne sont guère modifiées par l'opération. « D'une manière générale, dit-il, elles restent ce qu'elles étaient auparavant. Je n'ai observé que deux fois des accès de mélancolie, aujourd'hui disparus.

» Une seule malade, hystérique de vieille date et déjà sujette à des bizarreries intellectuelles, a présenté, aussitôt après l'opération, des troubles cérébraux qui ont nécessité son internement à Sainte-Anne pendant quelques semaines. Elle demeure aussi bizarre que par le passé, mais sa raison lui est aujourd'hui complètement revenue. »

Baudron conclut ainsi : « La fréquence des troubles cérébraux (dépression mentale, tantôt légère, tantôt forte, et qui, mais rarement, avec le concours de circonstances déterminantes, aboutit à de véritables psychoses) me semble avoir été

(1) Richelot, *L'hystérectomie vaginale.*

singulièrement exagérée par Glœvacke, qui aurait observé ces troubles dans un tiers des cas (1). »

Quant à nous, nous pouvons affirmer que, sur un relevé d'environ 350 extirpations totales ou partielles de l'utérus ou de ses annexes par laparotomie ou hystérectomie vaginale, il n'a été constaté, dans le service de M. Poucel, qu'une seule malade (énorme fibrome utérin coiffé d'un kyste de l'ovaire) qui a eu une lypémanie de quelques mois. Au contraire, une quinzaine de femmes environ, offrant des troubles psychiques divers, ont vu leur situation amendée et même guérie pas l'opération.

Les conséquences d'une pareille constatation sont faciles à déduire.

(1) Baudron, Thèse de Paris, 1894.

OBSERVATIONS

Observation I

(ZALACKAS)

(Prise dans le service du professeur Tédenat)

Thérèse C..., quarante-quatre ans, sans profession, de Cette.

Antécédents héréditaires. — Rien de particulier.

Antécédents personnels. — Il s'agit d'une malade couchée au n° 9 de la salle Désault, de taille moyenne, de solide complexion et un peu lymphatique. Elle n'a eu qu'une seule maladie, la fièvre typhoïde, à l'âge de douze ans; réglée à douze ans, a eu des menstrues irrégulières, ces dernières avançaient toujours de sept à huit jours, peu abondantes; pas de pertes blanches, pas de caillots, durée trois à quatre jours, très douloureuses. (Donc l'état de menstruation laisse beaucoup à désirer.) Mariée à vingt-quatre ans, deux enfants, accouchements normaux et à termes ; deux fausses couches de trois mois dont la dernière a obligé la malade de garder le lit pendant vingt-quatre jours (forte hémorragie). L'état de menstruation ne s'est pas amélioré du tout.

Voici maintenant l'histoire de la maladie dont il est facile de préciser le début remarquable par sa netteté et sa brusquerie.

Il y a environ huit mois, sans cause préliminaire, la malade éprouva de fortes douleurs dans le bas-ventre, les reins et les cuisses; en même temps, elle a remarqué la fréquence de la menstruation (chaque douze jours), accompagnée de pertes blanches abondantes. Urine normale; constipée, nausées et vomissements fréquents.

Col long, gros utérus élargie, présente deux bosselures dont l'une grosse comme une orange; annexes du côté gauche douloureux.

23 novembre.— Opération. Hystérectomie vaginale; piqûre de morphine; anesthésie à l'éther très rapide, salivation abondante pendant l'opération, énucléation de la tumeur après une bonne ligature de l'artère utérine avec du fil catgut; pas d'hémorragie ; nappe de gaze dans la cavité vaginale. Durée de l'opération trente-cinq minutes. Choc opératoire insignifiant.

24. — Nuit assez bonne; pas de température. P. à 37°4, vomissements, douleurs dans le bas-ventre.

25. — Nuit médiocre, enlèvement des pinces à forcipressure, vomissements continus, pas de température.

27. — État général bon; constipée; quelques nausées seulement; langue très sale; pas de température. Nappe de gaze dans le vagin.

30. — Malade n'éprouve aucune douleur; lavage antiseptique du vagin (phénosalyl) tamponnement à la gaze iodoformée.

5 décembre. — Pansement.

13. — Pansement; la malade se porte très bien, n'éprouve aucune douleur dans les annexes du côté gauche et quitte notre service le 14 décembre 1894.

Observation II

Mme C..., âgée de vingt-neuf ans.

Antécédents. — Mère morte d'effroi pendant la guerre civile. Père, frères et sœurs bien portants.

A eu la variole à onze ans.

Réglée à seize ans, éprouvait quelques douleurs aux époques, qui étaient régulières et duraient sept à huit jours. Jamais de règles abondantes.

Constipation opiniâtre. Bizarreries de caractère.

Mariée à vingt-trois ans. Deux mois après, à la suite d'une vive contrariété, elle a mal aux reins, éprouve des coliques et fait un gros caillot de sang.

En 1891, un an environ avant d'être opérée, en pleine période menstruelle, elle reçoit de son mari un coup de pied dans le ventre; les règles cessent brusquement, et un mois après elle a une forte hémorragie.

A partir de ce moment, douleurs des deux côtés du ventre qu'on ne pouvait pas toucher sans la faire crier.

Son médecin lui fait des injections avec de l'eau de cuivre, dit-elle.

Sept mois d'insomnie à cause des douleurs; a un écoulement séreux, léger, mais constant; tombe souvent évanouie.

Ablation facile de l'utérus, trompes parenchymateuses, pavillons droit oblitéré, ovaires scléro-kystiques.

Opérée le 7 mars 1892. Actuellement en bonne santé ; elle peut, dit-elle, se taper sur le ventre. Les bizarreries de caractère ont disparu.

Une remarque à faire sur cette malade, c'est que, pendant les six mois qui suivirent l'opération, elle eut tous les jours une montée de lait qu'elle extrayait elle-même.

Observation III

Mme S..., âgée de trente-six ans.

Antécédents. — Père en bonne santé, sœur aussi. Mère morte suite de couches (après la 10e).

Dans son enfance et sa jeunesse, elle s'était toujours bien portée, bien que travaillant beaucoup.

Premières règles à douze ans, peu abondantes, mais régulières et sans douleurs.

Mariée à dix-huit ans ; trois mois après, fausse couche suivie d'abondantes hémorragies.

A trente ans, elle perd son mari. Elle se remarie à l'âge de trente-trois ans. A partir de ce moment, elle a des pertes blanches très abondantes et brûlantes ; pas d'hémorragie.

Douleurs des deux côtés du ventre et constipation opiniâtre.

Première opération en octobre 1892. Amputation du col. Elle va mieux pendant quelques mois, puis les douleurs reviennent avec pertes blanches.

Deuxième opération en juillet 1893. Tout rentre dans l'ordre, et depuis cette époque elle se porte très bien. L'appétit, dit-elle, est doublé.

Observation IV

Mme S..., âgée de quarante-deux ans.

Antécédents. — Mère morte d'une attaque d'apoplexie. Père, frères et sœurs, tous bien portants.

A l'âge de trois ans, a eu la coqueluche ; à neuf ans, la fièvre typhoïde contractée d'un de ses frères.

Toute jeune, elle fut mise au travail dans des fabriques où elle était debout toute la journée.

Réglée à treize ans. Règles douloureuses, parfois abondantes, parfois faibles. Constipation constante.

Mariée à dix-huit ans, a eu quatre enfants. Treize mois après son mariage, premier accouchement d'un enfant mort-né, mais à terme.

Deuxième accouchement très laborieux par suite de mauvaise présentation. Après cet accouchement, les douleurs commencent.

Deux autres accouchements sont menés à bonne fin. A vingt-sept ans, elle a son dernier enfant, le seul survivant des quatre.

Les douleurs dans le bas-ventre prennent une acuité particulière. La marche et la station debout sont difficiles, presque impossibles.

Il est à remarquer qu'après chaque couche, la dame S... reprenait vite son travail de couture à la main ou de machine à coudre, car elle était à la tête d'un atelier où travaillaient vingt ouvrières.

Entre temps elle est soignée par son médecin qui lui met des pointes de feu, ou lui fait des pansements avec de la teinture d'iode.

A la suite de ces traitements, un mieux se manifestait de temps en temps, mais les douleurs revenaient assez promptement.

N'oublions pas de dire qu'à trente ans elle devient veuve et se remarie l'année suivante. Elle n'a plus d'enfants et n'a jamais eu de fausse couche.

Les nuits étaient relativement bonnes, l'appétit conservé, le teint rosé. En février 1893, les douleurs deviennent atroces.

Le diagnostic clinique, très sérieusement fait par plusieurs confrères, penchait vers l'existence d'un cancer commençant.

Après l'opération, faite le 19 mars 1893, suppression définitive des douleurs. Actuellement la santé est parfaite.

Observation V

Mme E..., âgée de trente-trois ans.

Antécédents. — Père, mère, frère, sœurs, ont toujours joui d'une bonne santé. Dans son jeune âge, elle-même se portait à merveille. Caractère très vif.

Premières règles à dix ans, régulières, peu abondantes, douloureuses jusqu'au mariage.

Mariée à vingt ans, elle a eu quatre enfants dans six ans, jamais d'avortement. Les suites de couches ont toujours été très bonnes, sauf la dernière qui a été le point de départ de douleurs vagues, mais surtout d'hémorragies très abondantes.

Cautérisations et pansements qui produisent une amélioration momentanée.

Les hémorragies prennent un caractère inquiétant et les douleurs l'empêchent de marcher.

Toutes les apparences du cancer commençant, constaté par plusieurs praticiens.

Hystérectomie vaginale, ablation totale des annexes, le 23 février 1893. Trois mois après, elle faisait des marches prolongées dans les collines et n'éprouvait aucune fatigue, toujours disposée, selon son expression, à recommencer.

Observation VI

M. M..., âgée de vingt-six ans.

Antécédents. — Ses parents sont bien portants. Elle a trois frères et une sœur qui jouissent d'une excellente santé.

Son enfance n'offre rien de particulier; elle ne se souvient pas d'avoir été malade.

Premières règles à quinze ans, avançant chaque fois de deux ou trois jours, abondantes, non douloureuses.

Mariée à vingt-deux ans; elle a eu trois enfants : le premier, à terme, a vécu dix-huit jours ; le deuxième, presque à terme, dit-elle. Les suites de ces deux couches sont bonnes.

Troisième couche mauvaise (l'enfant a vécu dix-huit mois). La grossesse avait été douloureuse ; à cinq mois, il lui avait semblé qu'elle allait accoucher ; les lèvres étaient tuméfiées ; douleur très intense partant du bas-ventre et s'irradiant dans la cuisse gauche. Marche impossible, station debout très douloureuse. Au lit, la douleur se calmait un peu, mais le sommeil ne venait pas. Amaigrissement notable. Crises nerveuses fréquentes que l'opération fera disparaître.

L'utérus didelphe avait contracté des adhérences avec le rectum. Il y avait salpingite à gauche et les ovaires étaient micro-kystiques. On remarquait une seule trompe et un seul ovaire pour ce double utérus. Les trois enfants qu'elle avait eus avaient été portés par l'utérus gauche ; le droit offrait un volume de deux tiers moindre que le gauche.

La seule difficulté opératoire fut de détacher le rectum qui était très adhérent et en partie interposé entre les deux utérus.

Les suites furent excellentes.

Opérée le 24 février 1894. Santé aujourd'hui parfaite.

Observation VII

Mme F..., trente-quatre ans, couturière.

Antécédents. — S'est toujours assez bien portée. A son père et sa mère bien portants. Une sœur est morte tuberculeuse. Premières règles à treize ans, régulières, abondantes.

Mariée à seize ans. A eu plusieurs enfants ; les couches étaient laborieuses ; il fallait intervenir. Pas d'avortement.

A partir du mariage, a eu des pertes blanches qu'elle n'avait jamais eu avant ; la miction a été par intervalles douloureuse. A perdu un enfant de méningite, un autre de convulsions, un troisième d'une bronchite.

A partir de la dernière couche, la septième, deux ans environ avant l'opération, elle ressent des douleurs dans le bas-ventre. Elle suit avec des solutions de continuité divers traitements qui tous n'amènent aucune amélioration. Cinq mois avant l'opération, elle ne peut plus marcher.

Opération assez laborieuse. Petits fibromes utérins, ovaires polykystiques; sept pinces furent laissées à demeure.

Opérée le 4 août 1894. Prétend actuellement ne s'être jamais aussi bien portée.

Observation VIII

Mme T..., âgée de trente-deux ans, tailleuse.

Antécédents. — Se portait bien étant jeune ; a deux frères et une sœur bien portants.

Premières règles à seize ans, régulières, non douloureuses, peu abondantes.

Mariée à vingt-sept ans. Un an et demi après, a une petite fille qui vit encore et se porte bien. Vingt mois après, survient un avortement de deux mois.

Un an après, deuxième accouchement, trois jours après lequel elle éprouve une grande frayeur à cause d'un voisin qu'on trouva mort dans la chambre contiguë. A ce moment, éclate une péritonite qui dura vingt jours. Après péritonite, rhumatisme qui dura deux mois.

Le travail à la machine la fatiguait beaucoup.

En novembre 1891, elle commence à souffrir des deux côtés du ventre; il lui semblait qu'on lui enfonçait des aiguilles, principalement pendant la marche et la station debout.

Le sommeil était assez bon, mais elle maigrissait beaucoup, l'appétit allant toujours en diminuant. Constipation opiniâtre. Pas de vomissements.

La diète lactée est conseillée par un médecin, mais ne produit aucune amélioration. Pas de traitement local.

Après son entrée à l'hôpital, on constate une ulcération du col, qui était lui-même induré, et toutes les douleurs classiques du néoplasme utérin.

Opérée le 24 février 1894, elle est aujourd'hui en parfaite santé.

Ce cas semble prouver qu'il y a une période latente du cancer, ce que Virchow appelle période d'indifférence et que nous préférerions appeler période d'*indéterminisme.*

Observation IX

Mme D..., trente-quatre ans. Pas d'antécédents.

Réglée à partir de dix-sept ans, toujours régulièrement. Mariée à vingt et un ans.

A eu sept enfants ; couches mauvaises, enfants très gros; les deux premiers sont morts-nés.

Elle perd son dernier enfant, qu'elle nourrissait elle-même, et éprouve, de ce fait, un profond chagrin. A partir de ce moment, les douleurs commencent dans le bas-ventre, particulièrement à gauche.

Après dix-huit mois de soins particuliers, les douleurs ne font qu'augmenter. Le caractère est hargneux. La diarrhée alterne avec la constipation. L'appétit disparait; elle perd 32 kilogrammes de son poi

...ds.

Pertes blanches abondantes et à odeur forte. Absence de sommeil.

Le palper abdominal est très douloureux ; au lit, elle ne peut supporter le poids des couvertures.

A l'Hôtel-Dieu, on pratique un examen sous le chloroforme et on trouve, au dire de la malade, la lésion avancée. Elle hésite à se faire opérer et sort de l'hôpital.

Elle est admise à l'hôpital de la Conception.

Utérus fibromateux. Les deux ovaires étaient gros et remplis de kystes hématiques. Métrorragies fréquentes. Douleurs simulant celles du cancer. État cachectique très avancé.

L'opération fut laborieuse à cause d'adhérences étendues et très solides avec le rectum, et aussi à cause des adhérences de l'ovaire gauche.

Au moment de l'opération, l'état moral était des plus mauvais ; son abattement était absolu et il fallut recourir à l'emploi des injections de cognac, de caféine et de strychnine, pour soutenir le système nerveux viscéral.

Grâce à l'emploi de ces divers moyens, longtemps continués, la malade put sortir de cet état,

Opérée le 22 août 1894, elle est aujourd'hui en parfaite santé.

Observation X

Mme O..., âgée de trente-quatre ans, polisseuse sur or.

Antécédents. — Son père et sa mère sont morts d'attaque d'apoplexie. A des frères et des sœurs qui ont bonne santé. Elle est très anémique.

Premières règles à quatorze ans, régulières mais douloureuses et très abondantes (durée huit à dix jours).

Mariée à dix-huit ans. Peu après elle avorte. Un an après, elle a une enfant qui vit encore, les trois suivants étant morts. Dans l'intervalle de chaque accouchement, elle a un avortement. Total : 4 accouchements, 4 avortements.

Les accouchements étaient très mauvais. A vingt-six ans, à la suite d'une fausse couche, elle a une péritonite qui la conduit aux portes du tombeau, selon son expression.

Un an avant d'être opérée, elle perd beaucoup de sang par le fondement, et les règles diminuent. A partir de ce moment, elle a beaucoup de pertes blanches ; elle a des douleurs aux deux côtés du ventre, et cela sans rémission aucune ; elle ne pouvait pas se retourner dans son lit.

Constipation opiniâtre. Caractère très prompt.

Utérus volumineux. Ablation complète des annexes de la grosseur d'une mandarine, trompes atteintes de salpingite parenchymateuse hypertrophique. Ovaires scléro-kystiques.

Opérée le 8 mars 1896. Actuellement sans douleurs et bien portante.

Observation XI

Mme M..., trente-deux ans.

Peu après un avortement, elle avait une salpingite suppurée. Pendant trois ans, cette malade reçut en ville les soins d'un spécialiste, lequel avait déclaré à la famille que toute intervention radicale serait suivie de mort ; cette appréciation était parvenue à la connaissance de la malade.

C'est dans ces conditions morales qu'elle entra dans le service. L'utérus était immobilisé par des adhérences intimes aux organes voisins. Une vaste poche salpingienne s'élevait à droite jusqu'à quatre travers de doigt environ au-dessus de l'ombilic. Cette poche avait conservé une faible mobilité. A gauche, un pyo-salpinx petit et douloureux.

La température était élevée : 39°.

L'opération fut retardée quelques jours pour préparer la malade et faire une antisepsie rigoureuse du vagin.

L'extirpation de l'utérus terminée, les annexes du côté gauche purent être amenées avec assez de facilité, et le pyo-salpinx enlevé sans rupture. Il n'en fut pas de même du pyo-salpinx droit, qui dut être largement ouvert, après avoir placé derrière lui pour protéger les intestins plusieurs tampons sur pinces gros et imprégnés d'iodoforme. A mesure que l'abcès se vidait, la poche était saisie avec des pinces érignes et attirée vers le vagin par des tractions graduées, en même temps qu'un aide exerçait des pressions sur la paroi abdominale.

Lorsque la poche fut évacuée (un demi-litre environ), l'index imprégné d'iodoforme fut introduit au delà des pinces pour faire le décollement du pyo-salpinx, qui put être effectué en totalité.

Après quoi, le péritoine pelvien et les anses intestinales qui descendaient dans l'excavation furent soigneusement nettoyées avec du coton iodoformé. La gaze fut introduite, et le pansement fait *secundum artem*.

Les suites furent des plus heureuses, et la malade rapidement sur pieds.

Observation XII

Mme X... éprouvait depuis de longues années de la gêne dans le bas-ventre, ce qui l'empêchait de vaquer à ses occupations.

Depuis quatre ans, les douleurs étaient presque continues dans toute la région pelvienne ; la nutrition générale était très défectueuse, et enfin, les douleurs s'exaspérant, la malade entre à l'hôpital.

Le bas-ventre est tendu et douloureux. On constate, à droite, une tumeur du volume d'une grosse tête d'enfant, tumeur à parois très dures et immobiles, donnant presque la sensation d'un fibrome intraligamentaire. A gauche, par le toucher vaginal, on constate la présence d'une salpingite que les douleurs et la température font supposer être suppurée. Après l'extirpation de l'utérus, la trompe et l'ovaire gauche sont enlevés sans grande difficulté et l'on perçoit la surface blanc mat de la tumeur de droite. Après avoir protégé le péritoine et l'intestin avec de la gaze iodoformée, cette poche est incisée et les bords immédiatement saisis par de fortes pinces à pédicule. Il s'écoule une matière liquide charriant des grumeaux d'aspect caséeux ; puis des cheveux se montrent et sont enlevés en très grande abondance ; des fragments osseux vinrent avec et l'on put distinguer deux dents et un os informe rappelant assez mal une portion de la base du crâne. Après évacuation, la poche put être attirée au dehors par des mouvements combinés de traction et de décollement. Une pince à pédicule courbe et très forte fut placée au point d'attache de la tumeur, où elle resta, comme d'habitude, quarante-huit heures.

Les suites furent excellentes, et l'opérée quitta l'hôpital au bout de vingt-deux jours.

Observation XIII

Mme B... Métrite hémorragique très ancienne (depuis cinq ans). Dépérissement graduel de l'organisme. A l'examen, on constate un fibrome utérin du volume d'une très grosse orange et un kyste de l'ovaire contenant environ 3 litres de liquide. Il y avait en même temps une élongation hypertrophique du col utérin qui mesurait de 8 à 9 centimètres.

L'hystérectomie n'offrit pas de très grandes difficultés ; mais, pour faciliter la descente de l'utérus, M. Poucel dut pratiquer l'hémisection antérieure. Après extirpation de l'organe, la poche kystique uniloculaire apparut à l'ouverture supérieure du vagin par où elle put être incisée ; à l'aide de pinces elle fut attirée au dehors au fur et à mesure de son évacuation, et une forte pince courbe put être placée sur le pédicule.

La guérison suivit une marche tout à fait normale.

Observation XIV

Mme C..., vingt-deux ans.

Antécédents. — Bien portante jusqu'à son mariage. Réglée à quinze ans, toujours régulièrement. Pas d'enfants, pas d'avortement.

Deux mois après son mariage, à gauche une salpingite bientôt suppurée avec propagation de l'inflammation au péritoine pelvien, qui se prend en entier. La malade, à plusieurs reprises, a des poussées de péritonite qui mettent sa vie en péril. Entre temps, l'inflammation suppurative envahit la trompe droite. Des praticiens éclairés appelés en consultation portent des diagnostics contradictoires, mais la majorité d'entre eux penchait vers la péritonite tuberculeuse généralisée. L'amaigrissement de la malade était extrême, et depuis longtemps la fièvre hectique, la diarrhée septique, les sueurs profuses avaient procuré un facies squelettique. Le pouls était à peine perceptible et fréquent. L'estomac n'acceptait que quelques gouttes de bouillon ou de lait coupé, qui étaient le plus souvent vomis.

La température, élevée pendant les premiers mois de la maladie, ne présentait plus lors de son entrée à l'hôpital que quelques exacerbations irrégulières alternant avec de l'hypothermie. Elle était hors d'état de subir un traumatisme opératoire grave et dut être soumise à un traitement préparatoire qui consista en strychnine (4 milligr. par jour) et en injections plusieurs fois répétées chaque jour de sérum artificiel.

Le huitième jour, la malade subit l'hystérectomie vaginale. L'ouverture du cul-de-sac de Douglas laissa échapper une grande quantité de pus péritonéal ; les annexes, englobées dans du tissu inflammatoire et intimement soudées aux organes voisins, ne purent pas être extirpées. Au-dessus des pinces, les deux salpinx largement ouverts et partiellement excisés laissèrent échapper une quantité considérable de pus. Toute l'excavation pelvienne fut soigneusement nettoyée avec des tampons roulés dans de la poudre d'iodoforme, puis remplie, mais non bourrée, de gaze iodoformée, et le pansement fait selon l'usage.

Le relèvement des forces suivit immédiatement l'opération, au point que la dame C... était désignée sons le nom de « la ressuscitée ».

www.ingramcontent.com/pod-product-compliance
Ingram Content Group UK Ltd.
Pitfield, Milton Keynes, MK11 3LW, UK
UKHW021908260726
13966UKWH00006B/1294